Draksal
Fachverlag

Über den Autor

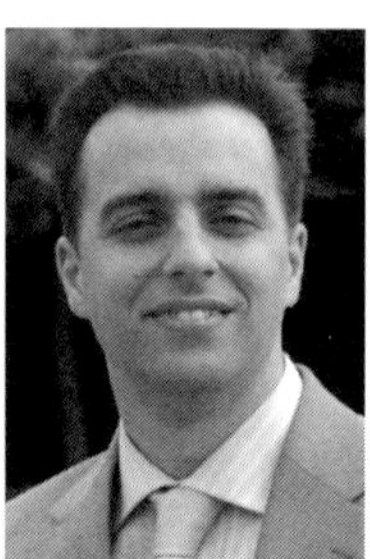

Marco Beutler ist Diplom-Sportwissenschaftler mit dem Schwerpunkt Leistungssport und studierte bis 2003 am Institut für Sportwissenschaften der Johann Wolfgang Goethe-Universität Frankfurt am Main.

Seit seinem Abschluss arbeitet er als sportlicher Leiter in einem Gesundheitsstudio im Odenwald und hat dort bereits zahlreichen Kunden das Vibrationstraining in der Therapie oder mit dem Ziel der Leistungsoptimierung näher gebracht. Zusätzlich hält er im Bereich Vibrationstraining deutschlandweit Vorträge und Schulungen ab.

Maroo Deuller

Handbuch Vibrationstraining

Grundlagen – Wirkungsweisen – Trainingssteuerung

Marco Beutler
Handbuch Vibrationstraining. Grundlagen – Wirkungsweisen – Trainingssteuerung.
Leipzig: Draksal Fachverlag. August 2007.
ISBN 978-3-932908-18-7

Gesamtherstellung

Draksal Fachverlag
Postfach 10 04 51
D-04004 Leipzig
Deutschland

Lektorat: Dana Krätzsch & Kirstin Zähle
Satz: Katja Krüger
Grafik: Katja Krüger
Fotos: Marco Beutler

Das vorliegende Buch ist sorgfältig erarbeitet worden. Dennoch erfolgen alle Angaben ohne Gewähr. Eine Haftung des Autors oder des Verlages für Personen-, Vermögens- oder Gesundheitsschäden, die sich aus in diesem Buch gemachten Empfehlungen ergeben, ist ausgeschlossen.

Verwendete Produktnamen sollen nicht zu der Annahme führen, dass diese Bezeichnungen frei verfügbar sind.

An einigen Stellen werden Verweise zu Internetseiten gesetzt. Dieser Service soll als Ergänzung der dargestellten Ausführungen verstanden werden. Da sich die Inhalte jedoch dem Einfluss des Draksal Fachverlages entziehen, distanzieren wir uns hiermit ausdrücklich von diesen Seiten und weisen darauf hin, dass für die Inhalte von externen Internetseiten ausschließlich deren Betreiber verantwortlich sind.

Einleitung

Immer neue Fitnesstrends und Trainingsgeräte drängen jedes Jahr in den Blickpunkt der Öffentlichkeit. Mit oft hanebüchenen Versprechungen und wissenschaftlich völlig falschen Interpretationen wird versucht, Marktanteile zu sichern oder auszubauen. Vieles verschwindet nach kurzer Zeit wieder von der Bildfläche. Nicht so das Vibrationstraining. Die Gründe dafür sind vielfältig und nachvollziehbar. Das Training ist unkompliziert, effizient und wirksam. Das breite Spektrum der Anwendungsbereiche von der Kräftigung über Balanceoptimierung und Hautbildverbesserung bis hin zur Muskelentspannung und Massage, konnte zahlreiche Personen davon überzeugen, das Vibrationstraining für die eigene Gesundheit und die persönliche Leistungssteigerung zu nutzen. Sogar für zukünftige Marsflüge ist im Gespräch, Vibrationsplatten zum Muskel- und Knochenerhalt mit an Bord zu nehmen, damit die Astronauten den langen Flug zum Roten Planeten schadlos und leistungsfähig zurücklegen können.

Aber auch dem irdischen Bedürfnis nach *convenience* – Einfachheit und Bequemlichkeit – kommt das Training mit den Vibrationsplatten nahe. In rund zehn Prozent der Zeit, die für ein konventionelles Training aufzuwenden wäre, kann der gesamte Körper in Form gebracht werden. Und das mit unkomplizierten Übungen, die für beinahe jedes Alter geeignet sind.

Es ist davon auszugehen, dass gerade diese Einfachheit, aber auch die positiven Nebeneffekte des Trainings, wie die Verbesserung von Durchblutung, Koordination und allgemeinem Wohlbefinden, das Vibrationstraining in den kommenden

Jahren zu einem festen Bestandteil in der Trainingssteuerung aufsteigen lassen wird.

Das Handbuch Vibrationstraining soll Trainern, Physiotherapeuten, Ärzten und Anwendern Informationen an die Hand geben, mit denen das Training optimal gestaltet werden kann, so dass unerwünschte Effekte vermieden werden. Wissenschaftlich fundiert und klar verständlich werden die physikalischen Grundlagen, die Einsatzmöglichkeiten sowie die Wirkungsweise verschiedener Trainingsarten erläutert. Aber auch Kontraindikationen und zu beachtende Sicherheitsaspekte werden als wesentlicher Bestandteil des Trainings ausführlich beschrieben.

Mit Hilfe dieses Handbuchs kann das Vibrationstraining optimal gestaltet, Risiken von vornherein ausgeschaltet und maximale Erfolge erzielt werden.

1. Grundlagen

Dieses Kapitel beschäftigt sich mit den Grundlagen des Vibrationstrainings von der Historie bis hin zu den physikalischen und physiologischen Grundlagen. Es soll dazu dienen, einen Einblick in die Arbeitsweise der Platten zu gewinnen und die Wirkung von Schwingungen auf den Organismus zu verstehen. Für die praxisnahe Arbeit und das Training mit den Platten sind diese Grundlagen nicht zwingend notwendig.

1.1 Was ist Vibrationstraining?

Vibrationstraining wird immer mehr als die neue Form des Krafttrainings angepriesen. Das Training mit den schwingenden Platten ist auch bekannt unter den Namen „whole body vibration (WBV)", „Rhythmische Neuromuskuläre Stimulation (RNS)" und „Biomechanische Stimulation (BMS)".

Beim Vibrationstraining wird der Effekt mechanischer Schwingungen, die der Muskulatur zugeführt werden, genutzt. Durch die vertikale Schwingung ändert sich, abhängig von der Amplitude der Platte, der Gelenkwinkel mehr oder weniger stark. Die angespannte Muskulatur erfährt dadurch eine Längenänderung, das heißt sie wird gedehnt. Diese Dehnung läuft verhältnismäßig schnell ab und wird von einem Sensor, der Muskelspindel, registriert. Über Nervenbahnen werden Informationen über das Ausmaß der Längenänderung sowie deren Geschwindigkeit zum Rückenmark geleitet. Von dort aus wird ein absteigendes Signal zum Muskel zurückgeschickt, so dass sich dieser zusammenzieht.

Ein derartiges Reflexsystem ist aus ärztlichen Untersuchungen bekannt, bei denen mit einem kleinen Hammer auf die

Kniesehne geschlagen wird, wodurch der Unterschenkel ruckartig nach vorne schnellt. Man spricht hier von einem Patellarsehnenreflex.

Die Übungen auf den sogenannten Vibrationsplatten können in unterschiedlichen Körperpositionen (stehend, sitzend, liegend) durchgeführt werden und basieren ebenfalls auf diesem Prinzip der reflexinduzierten Muskelkontraktion.
Von dieser Art der muskulären Stimulation werden zahlreiche Effekte auf verschiedene Systeme des menschlichen Körpers erwartet. Einige dieser Erwartungen konnten durch wissenschaftliche Untersuchungen belegt werden, andere wiederum sind eher dem Reich der Märchen und Mythen zuzuordnen. So berichtete beispielsweise eine Zeitschrift, dass durch das Vibrationstraining auf Grund seiner hohen Zahl der Muskelkontraktionen pro Zeiteinheit bereits in drei Minuten genauso viel Aktivität entwickelt werde wie bei einem 10.000-Meter-Lauf.

Leider ist es im höchsten Maße verblüffend, wie falsch die Wirkungsweise des Vibrationstrainings verstanden werden kann. Nach drei Minuten Training kann keinesfalls die gleiche Aktivität entwickelt werden wie bei einem Langstreckenlauf. Schließlich wird bei einer angenommenen Vibrationsfrequenz von 30 Hertz (= 30 Schwingungen pro Sekunde) innerhalb von drei Minuten lediglich eine vergleichbare Anzahl von Muskelkontraktionen pro Bein erreicht (30 Hertz x 60 Sekunden x 3 Minuten = 5400 Muskelreize). Die verbrauchten Kalorien, welche als eine mögliche Maßzahl der Aktivität herangezogen werden können, stellen jedoch bei dieser Trainingsform nur einen Bruchteil der Energie dar, die beim Laufen verbrannt worden wäre (ca. 850 kcal bei einer Laufgeschwindigkeit von ca. 12 km/h).

Auch die Herzfrequenz ist nicht einmal ansatzweise in Wertbereiche gestiegen, die das Joggen hervorgerufen hätte (ca. 150 Schläge pro Minute). Physiologische Anpassungseffekte, z. B. auf das Herz-Kreislauf-System, welche ein Ausdauertraining hervorruft, sind ebenfalls nicht zu erwarten.

Solche oder ähnliche Werbeversprechen werden leider zu häufig getätigt und von den Verbrauchern allzu oft wörtlich genommen. Dadurch werden sowohl das Vibrationstraining als auch seine wissenschaftlich bestätigten Effekte pauschal als unsinnig und wirkungslos abgestempelt, wenn das Ziel „Traumfigur ohne Anstrengung" nicht verwirklicht werden kann. Vergessen wird dabei häufig, dass bei richtiger Anwendung beachtliche Wirkungen auf verschiedenen Gebieten erzielt werden können. Besonders in den Bereichen Beweglichkeit, Schmerzlinderung, Muskellockerung, Balance und Durchblutung verzeichnete das Vibrationstraining in diversen wissenschaftlichen Studien sehr gute Erfolge.

Dieses Buch soll eine Hilfestellung für all diejenigen sein, die Vibrationstraining auf sportlichem Gebiet einsetzen wollen. Trainer können mit Hilfe der beschriebenen Wirkungsweisen für ihre Kunden optimale und zielorientierte Übungspläne zusammenstellen (siehe insbesondere Kapitel 5 zur Trainingssteuerung). Der interessierte Leser erhält ein auf medizinischen Fakten und wissenschaftlichen Studien basierendes Hintergrundwissen, das sich allerdings nicht immer mit den Versprechungen mancher Hersteller von Vibrationsplatten deckt.

Um ein Maximum an Sicherheit bei der Anwendung des Vibrationstrainings bieten zu können, erläutert das Handbuch mögliche Risiken und negative Effekte, die sich unter bestimmten Voraussetzungen aus den Vibrationen für den menschlichen Organismus ergeben können.

Zahlreiche Tipps und Anwendungsbeispiele für das praktische Arbeiten mit Vibrationsplatten berücksichtigen neben wissenschaftlichen Erkenntnissen vor allem den umfassenden Erfahrungsschatz von Anwendern aus verschiedenen Arbeitsbereichen, wie Physiotherapie, Wellness und Krafttraining.

1.1.1 Historie

Von der elektrischen Zahnbürste bis hin zum Presslufthammer – der Mensch ist Tag für Tag mechanischen Schwingungen in verschiedener Form, Dauer und Intensität ausgesetzt. Der Einsatz von Vibrationen im sportlichen Bereich ist jedoch eine vergleichsweise neue Variante des Muskeltrainings.

Eine gezielte Anwendung von Vibrationen in Bezug auf Muskel- und Knochengewebe soll erstmals in der sowjetischen Raumfahrt stattgefunden haben. Die Kosmonauten sollen durch die künstlichen Schwingungen in der Lage gewesen sein, im Vergleich zu ihren amerikanischen Kollegen einen dreimal so langen Aufenthalt im All zu realisieren. Allerdings lassen sich zu diesen Informationen keine sicheren Quellen finden.

Als Vater des modernen Vibrationstrainings wird in zahlreichen Veröffentlichungen der Russe Prof. Dr. Vladimir T. Nazarov genannt.

Dieser führte mit seiner Arbeitsgruppe vorwiegend Untersuchungen im Bereich des Krafttrainings und der Beweglichkeit durch, vor allem bei Kunstturnern und Balletttänzerinnen und -tänzern. All seine Experimente zeichneten sich durch sehr hohe Erfolge bei minimaler Trainingsdauer aus. So konnte beispielsweise die Griffweite von Turnern beim Ein- und Ausschultern um 12 cm verringert werden, was für eine immense Verbesserung der Beweglichkeit im Schultergelenk spricht. Nazarov benötigte hierfür verteilt auf sechs Einheiten lediglich 4 ½ Minuten Gesamttrainingsdauer (vgl. Weber, 1996). Leichtathleten realisierten laut Nazarov innerhalb von 12 Trainingstagen und 36 Minuten Vibrationsdauer eine Kraftsteigerung von ca. 80%!

Solche Ergebnisse, die mit einem extrem geringen Trainingsaufwand und einer überwältigenden Effektivität erreicht werden, sind mit einer gewissen Vorsicht zu betrachten. Gerade wenn es sich bei den Versuchspersonen um relativ trainierte Sportler handelt, lässt deren ausgeprägter Leistungszustand normalerweise kaum noch Verbesserungen zu.

1992 erhielt das Institut für Sportwissenschaften der Johann Wolfgang Goethe-Universität in Frankfurt am Main den Forschungsauftrag, die Effekte von Nazarovs Vibrationstraining zu überprüfen. Die Arbeitsgruppe um Prof. Dr. Dietmar Schmidtbleicher versuchte mit einem ähnlichen Gerät die von Nazarov veröffentlichten Studienergebnisse zu reproduzieren. Leider konnten die in Nazarovs Untersuchungen erzielten Resultate nicht bestätigt werden. 80-prozentige Kraftsteigerungen konnten bei den Probanden trotz sorgfältigster Methodik nicht erreicht werden. Allerdings wurde das Potential im Hinblick auf die Weichstellung des Muskels und der sich damit verbessernden Beweglichkeit bestätigt, wenn auch nicht in den von Nazarov beschriebenen Dimensionen.

Ein Jahr nach den Studien besuchte Nazarov das Institut in Frankfurt und wurde mit den Ergebnissen der empirischen Untersuchungen konfrontiert. Erstaunlicherweise zählte Nazarov nach Aussagen Schmidtbleichers diese Art der Forschung nicht zur Wissenschaft. Für den russischen Professor seien nur Patientenberichte interessant. Eine Einstellung, die nicht gerade zu einer Seriositätssteigerung des Vibrationstrainings und seiner Effekte beiträgt (vgl. Fitness-Tribune, 82, 36–44). Auch in Nazarovs Buch „Die Optimierung des Menschen“ finden sich nur wenige Angaben über wichtige Trainingsparameter wie Frequenz, Amplitude und Schwingungsdauer, welche er zur Erzielung der verschiedenen Effekte auf den Menschen genutzt hat.

Der Durchbruch für das Vibrationstraining im Fitness-Studio-Bereich in Deutschland war die Fitness- und Bodybuildingmesse FIBO 2002. Hier präsentierte die Firma PowerPlate® ihr gleichnamiges Gerät mit überragendem Erfolg. Nach und nach kamen weitere Hersteller mit vergleichbaren oder weiterentwickelten Geräten auf den Markt. Getragen von einer gewaltigen Werbekampagne gewann das Vibrationstraining immer mehr Anhänger. Die vollmundigen Versprechungen einiger Werbestrategen, mit geringstem Aufwand überragende Erfolge für beinahe alle Trainingsbereiche erzielen zu können, taten ihr Übriges. Verfechter eines konservativen Krafttrainings mit Gewichten wurden fortan als Personen mit zuviel Zeit und veralteten Ansichten belächelt.

Ziel dieses Buches ist es nicht zu polarisieren. Beide Trainingsmethoden haben wissenschaftlich belegte Effekte auf die verschiedenen Systeme des Körpers. Idealerweise sollte eine Kombination beider Verfahren angestrebt werden, um optimal und mit maximaler Zielrealisation trainieren zu können.

Dabei ist jedoch zu beachten, dass bezogen auf die verschiedenen Zielbereiche das eine Verfahren dem anderen durchaus überlegen sein kann. Letztlich müssen Trainingsverfahren und Methoden immer individuell abgestimmt und angepasst werden, wozu dieses Buch Hilfestellung leistet.

Große Aufmerksamkeit erzeugte die im Jahr 2003 durchgeführte *bedrest*-Studie des Zentrums für Muskel- und Knochenforschung der Charité Berlin in Zusammenarbeit mit der Europäischen Raumfahrtagentur ESA. Die Arbeitsgruppe um Prof. Felsenberger untersuchte aufgeteilt in Experimental- und Kontrollgruppe insgesamt 20 Probanden über einen Zeitraum von acht Wochen.
Beide Gruppen mussten möglichst bewegungsarm im Bett verweilen, um einen Weltraumaufenthalt unter den Bedingungen der Schwerelosigkeit zu simulieren. Von der Nahrungsaufnahme bis hin zur Körperpflege fand alles in der horizontalen Position statt, was für die Testpersonen sowohl eine hohe physische und als auch psychische Herausforderung bedeutete. Die Experimentalgruppe wurde jeden Tag einer fünf- bis siebenminütigen Muskelstimulation, ebenfalls in liegender Position, unterzogen. Hier kam eine Vibrationsplatte (Galileo-Space®) zum Einsatz, die ein Training in waagerechter Position ermöglicht.

Abb. 1.1
Galileo-Space™ beim Parabelflug

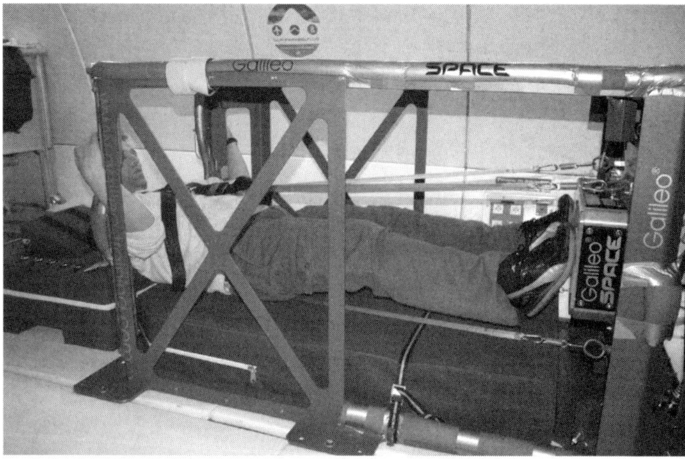

Die Kontrollgruppe hingegen durchlief keine derartigen Maßnahmen. Nach Ablauf der acht Wochen wurden beide Gruppen unter anderem hinsichtlich Muskeloberfläche und Knochendichte untersucht und die Ergebnisse anschließend verglichen. Während die Experimentalgruppe geringe Minderungen von 10% Muskeloberfläche bzw. 0,5% an Knochendichte verzeichnete, musste die Kontrollgruppe auf Grund von Immobilisation deutliche Verluste in Höhe von 40% Muskeloberfläche und 4,5% an Knochendichte hinnehmen. Alle Probanden erholten sich jedoch schnell wieder und konnten sich nach kurzer Zeit in Bezug auf beide Parameter vollständig regenerieren. Die Studie zeigt deutlich, dass der Körper zum Erhalt seiner Leistungsfähigkeit Belastungsreize unbedingt braucht.

1.1.2 Vibrationsplatten

Um die Effekte von Vibrationen auf den menschlichen Körper verstehen zu können, ist es wichtig, die einzelnen Geräte hin-

sichtlich Mechanik, Schwingungsparametern und baulicher Besonderheiten zu unterscheiden.
Nicht jede Platte, die schwingt, kann pauschal alle beschriebenen Erfolge abdecken. Besonders im Bereich koordinativer Effekte wie Körperbalance (Gleichgewichtssinn) oder dem gezielten Ansteuern einzelner Körperpartien (Beine, Arme) bei Parkinson ergeben sich deutliche Unterschiede zwischen den verschiedenen Trainingsgeräten.

Auf neuronaler Ebene konnten z. B. im Bereich Parkinson bei verschiedenen Studien (Schmidtbleicher et al. 2003; Haas et al. 2006) gute Erfolge mit Hilfe von Vibrationstraining erzielt werden. Besonders bemerkenswert ist hierbei, dass die erzielten Erfolge über die Verbesserung des Gangbildes und der Balance hinausgehen. So zeigten sich z. B. beim Vergleich der Handschriften vor und nach dem Vibrationsstimulus deutliche Unterschiede, so dass die Parkinson-Patienten die Qualität ihres Schriftbildes deutlich steigern konnten. Aus diesem Grund wird vermutet, dass durch die eingeleitete Vibrationsstimulation auch höhere neuronale Zentren erreicht werden, wodurch systemübergreifende Anpassungen stattfinden.
In Bezug auf ihre mechanischen Besonderheiten werden folgende Vibrationsplatten unterschieden:

1. Geräte mit einer oder zwei schwingenden Standplatten
Vibrationsgeräte mit einer, meist großflächigen Standplatte (z. B. Vibrafit™) zeichnen sich dadurch aus, dass sie für ein breites Spektrum an Übungsvarianten (Bein-, Arm-, Ganzkörperübungen) und Nutzungsarten (Kräftigung, Massage) verwendet werden können. Der Anwender kann sich sowohl auf die Platte stellen oder setzen, als auch Beine und Arme zur Lockerung auflegen.

Abb. 1.2
Wadenmassage auf
einer Einzelplattform

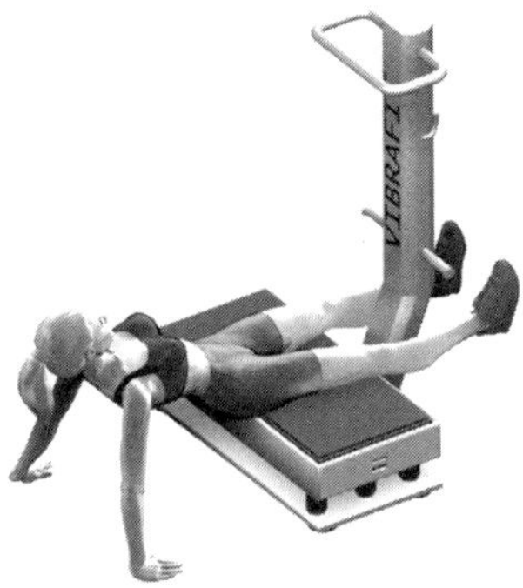

Geräte mit zwei Standplatten (z. B. SRT™, FA: human mobility) geben dem Trainierenden ein größeres Spektrum an Reizen, da beide Beine getrennt unterschiedlichen Reizen ausgesetzt werden können. Das soll zu einer Verbesserung koordinativer Effekte, vor allem im Bereich der Körperbalance führen. Bedingt durch eine mögliche Hüftkippung sind darüber hinaus eine verbesserte Dämpfung und damit einhergehend größere Amplituden (5 mm und mehr) realisierbar.

2. Geräte, die mit Hub-, Wipp- oder Oszillationstechnik arbeiten

Am weitesten verbreitet sind Vibrationsgeräte, die mit rein vertikalem Hub arbeiten, d. h. die Platte schwingt ausschließlich in die Senkrechte. Bei dieser Gerätevariante drehen sich zwei Elektromotoren in entgegengesetzter Richtung und erzeugen so eine gleichmäßige Auslenkung über die gesamte Fläche der Platte.

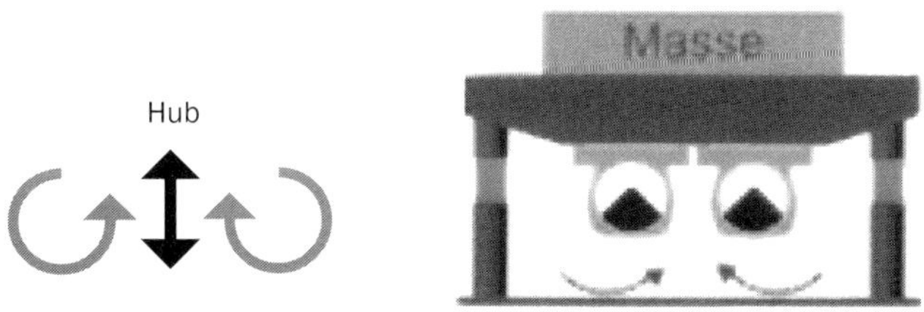

Abb. 1.3
Vertikaler Hub, erzeugt durch gegensätzliche Drehrichtung zweier Elektromotoren

Obgleich einige Hersteller angeben, dass ihre Platten dreidimensional schwingen, da die jeweilige Gummipufferung auch minimale Bewegungen in die Horizontale zulässt, ergeben sich aus dieser dreidimensionalen Schwingung keine nennenswerten Effekte. Die so entstehenden Amplituden sind zu gering.

Der älteste deutsche Hersteller von Vibrationsplatten, die Firma Novotec aus Pforzheim, arbeitet seit langer Zeit mit einer seitenalternierenden Grundfläche.

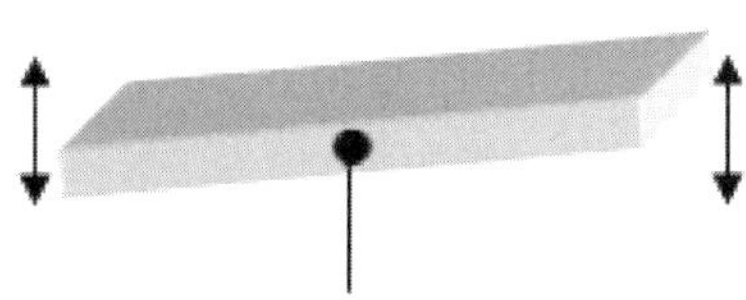

Abb. 1.4
Wippe mit medialer Rotationsachse

Bei dieser Konstruktionsvariante konnten gute Effekte hinsichtlich der Wirksamkeit von Schwingungen erzielt werden, was sich auch durch zahlreiche Studien belegen ließ (z. B. Just 2000; Rittweger et al. 2002; Felsenberg et al. 2004). Da die Plattform nicht flächig in die Vertikale schwingt, sondern abwechselnd um eine Mittelachse rotiert, kann der Körper der Trainierenden diese Schwingungen durch eine ständige Beckenkippung gut dämpfen.

Das Urgerät der Biomechanischen Muskelstimulation stellt das Gerät von Nazarov dar. Hierbei handelt es sich um einen Oszillator, der Schwingungen über eine relativ kleine Kontaktfläche auf den menschlichen Körper überträgt.

Abb. 1.5
Oszillator nach Nazarov

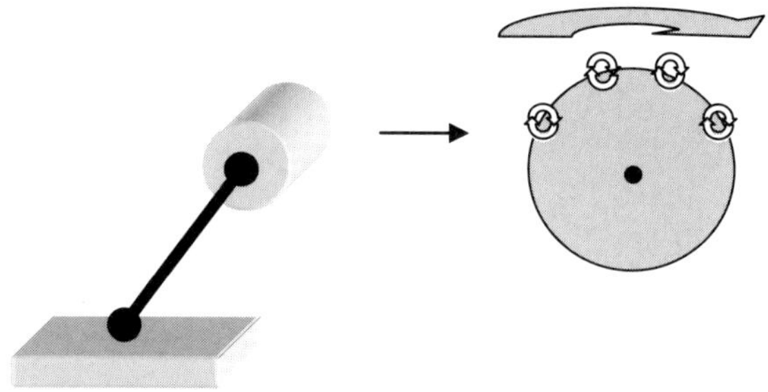

Durch dieses Gerät wird eine gezielte Schwingungsübertragung auf einzelne Teilbereiche des Körpers, z. B. auf das Fußgelenk, die Oberschenkelmuskulatur usw. ermöglicht. Durch die spezielle Vibrationstechnik entsteht sowohl ein Hub in der Vertikalen als auch ein Zug in der Horizontalen.

3. Geräte mit dreidimensionaler Schwingungstechnik

Unter einer dreidimensionalen Schwingungstechnik wird die Auslenkung der Vibrationsplatte in alle drei Ebenen des Raumes verstanden:

Abb. 1.6
Auslenkungsrichtungen einer dreidimensional schwingenden Platte

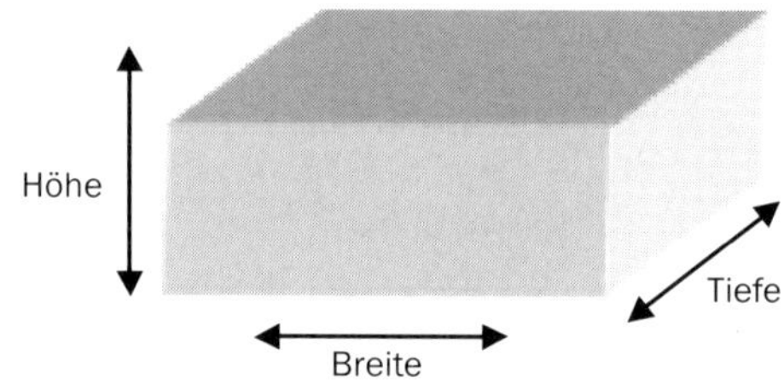

Aktuell (Stand Juli 2007) gibt es nur das Gerät srt™ (Stochastisches Resonanz-Training) von der Firma human mobility mit der oben beschriebenen Technik und einer ständig wechselnden Anregungsfrequenz. Unter stochastischer Resonanz werden harmonische Schwingungen verstanden, die nach dem Zufallsprinzip mit einer anderen Frequenz („noise") überlagert werden. Durch die ständige Variation der Reize wird ein möglicher Sättigungseffekt vermieden. Solch ein Sättigungseffekt kann normalerweise dann eintreten, wenn die Stimulation für das Nervensystem vorhersehbar wird.
Auch potentiell auftretende Probleme wie Resonanzphänomene oder Schwebungen werden somit unwahrscheinlich. Dies ist wichtig, da Resonanzen, also das unkontrolliert starke Aufschwingen, zu einer Schädigung des Systems führen können. Schwebungen sind ebenfalls unerwünscht, da sie die geräteeigene Amplitude abschwächen oder verstärken können. Das bedeutet, der Proband trainiert mit einem deutlich stärkeren Hub als gewünscht, was ebenfalls zu Strukturüberlastungen des Körpers führen kann.

4. Geräte für Ganzkörper- oder Teilkörperschwingungen

Neben den verschiedenen Vibrationsplatten, die primär für Ganzkörperschwingungen genutzt werden, gibt es von der Firma Novotec noch eine vibrierende Hantel namens Galileo TOP™.

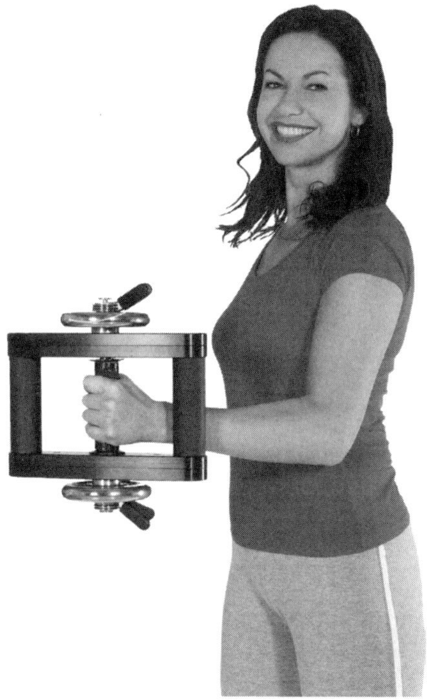

Abb. 1.7
Galileo TOP™-Hantel

Dieses Gerät ermöglicht ein besonders effektives Training der Arme sowie je nach Anwendungsvariante auch der Schulter- und Nackenmuskulatur. Diese Art der lokalen Vibrationsapplikation wird Teilkörperschwingung genannt.

1.2 Physikalische Grundlagen

Unter einer Schwingung wird im Allgemeinen eine periodische Hin- und Herbewegung eines Körpers verstanden, die auch als periodische Änderung eines Gleichgewichts beschrieben werden kann. Der Massepunkt des Systems unterliegt also einem periodischen Bewegungsablauf (vgl. Ruprecht, S. 128). Der Bewegungsgrund bzw. die Ursache für die Störung des Gleichgewichts und das Entstehen einer Schwingung liegt in der eingeleiteten Energie. Die Anzahl der Schwingungen in einer Zeiteinheit ist als Frequenz definiert, die Schwingungsweite bzw. der größte Ausschlag einer Schwingung wird Amplitude genannt. Ohne Energiezufuhr allerdings nimmt die Amplitude einer Schwingung z. B. durch Reibungsverluste bis auf Null ab, was sich etwa an einer Schaukel gut beobachten lässt. Das heißt, neben der anfänglichen schwingungsauslösenden Energie wird eine dauernde Energiezufuhr benötigt, sofern eine Schwingung in Bewegung gehalten werden soll.

Bei den im medizinisch-sportlichen Bereich eingesetzten Vibrationsgeräten handelt es sich in den überwiegenden Fällen um Geräte, die mit Motoren einen gleichmäßigen, immer wiederkehrenden kleinen Hub (zwischen 0–12 mm) bei einer bestimmten Frequenz erzeugen. Die Maschine stellt dazu im Idealfall eine harmonische oder sinusoidale Schwingung zur Verfügung, die auf den Organismus als periodische Anregung einwirkt und hier verschiedene Wirkungen hervorrufen kann. Diese reichen von einer Steigerung der Maximalkraft über eine Beweglichkeitsverbesserung bis hin zu Durchblutungsverbesserung und Schmerzlinderung.
Sollte die Vibrationsplatte durch mehrere Motoren angetrieben werden, was häufig der Fall ist, kann es auf Grund eines nicht perfekten Gleichlaufs der Antriebe und entsprechend leicht verschiedener Frequenzen zu Überlagerungen kommen. Diese können zu Schwebungen, das heißt zu periodischen Schwankungen der Schwingungsamplituden führen.
Im Organismus des Benutzers breiten sich die Anregungen durch die Schwingungen als Wellen aus. Diese werden von den einzelnen Gewebearten (z. B. Muskulatur, Sehnen, Kno-

chen, Knorpeln, Bindegewebe) abhängig von ihren jeweiligen physikalischen Eigenschaften (Dichte, Masse, Steifigkeit usw.) unterschiedlich stark gedämpft. Die Wellen können einzelne Gewebestrukturen in Schwingung versetzen, was mitunter zu unerwünschten Effekten wie z. B. einer Resonanzkatastrophe führen kann. Das bedeutet, dass Teile des Körpers extrem stark in Schwingungen gesetzt werden, so dass es zu Schädigungen kommen kann.

1.2.1 Die harmonische Schwingung

Unter einer Schwingung versteht die Physik den Verlauf einer Zustandsänderung, wenn ein System durch eine Störung aus dem Gleichgewicht und auf Grund einer Rückstellkraft wieder in Richtung der Ausgangslage gebracht wird. Da es sich im Bereich des Vibrationstrainings meist um eine immer wiederkehrende Störung verbunden mit einer gleich bleibenden Rückstellung des Systems handelt, wird in diesem Fall von einer harmonischen Schwingung gesprochen. Diese kann mit einer Sinus- oder Cosinusfunktion beschrieben werden. Ein Körper mit der Masse m wird in einer Zeit t um eine Strecke s bewegt. Hieraus lassen sich auch Geschwindigkeit v und Beschleunigung a berechnen.

Bei einer harmonischen Schwingung, welche bei den meisten Vibrationsplatten vorliegt, wird der zeitliche Abstand zwischen identischen Schwingungszuständen (als Punkt markiert) als Schwingungsdauer T beschrieben (vgl. Abb. 1.9).
Der Kehrwert der Schwingungsdauer wird als Frequenz f bezeichnet. Er gibt die Anzahl vollständiger Bewegungsabläufe innerhalb eines Zeitintervalls (meist innerhalb einer Sekunde) an. Die Einheit der Frequenz nennt man Hertz [Hz]. So bedeutet 1 Hz einen vollständigen Bewegungsablauf innerhalb

einer Sekunde. Die Amplitude beschreibt die maximale positive oder negative Auslenkung in eine der beiden Richtungen (nach oben bzw. nach unten). Bis auf das Vorzeichen (+/-) haben diese Auslenkungen den gleichen Wert. Im Bereich von Vibrationsplatten wird dieser Amplitudenwert meist als Strecke s in Millimeter angegeben. Abbildung 1.9 verdeutlicht dies.

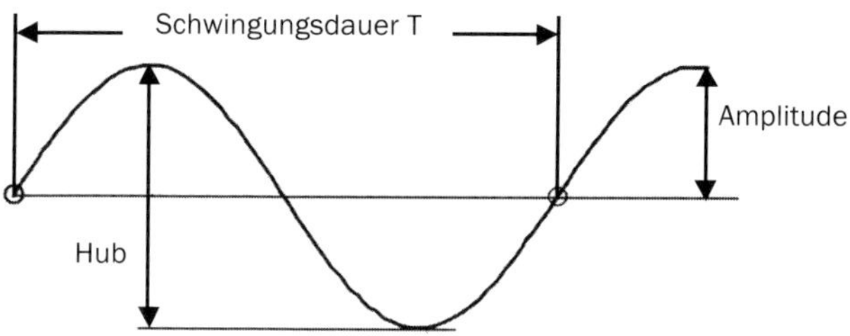

Abb. 1.9
Harmonische Schwingung

Die mit den beiden kleinen Kreisen markierten Punkte grenzen die Schwingungsdauer T ein. Die Anzahl vollständiger Schwingungen innerhalb einer Sekunde ist als Hertz [Hz] definiert. 25 Hz bedeuten 25 komplette Schwingungen innerhalb einer Sekunde.

Die maximale Gesamtauslenkung einer Vibrationsplatte nach oben und nach unten nennt man Hub. Häufig werden die beiden Begrifflichkeiten Amplitude und Hub in Bezug auf die vertikale Bewegungsstrecke einer Vibrationsplatte synonym verwendet, obwohl dies grob falsch ist. Der Gesamthub setzt sich aus der positiven und der negativen Amplitude zusammen: Hub = 2x Amplitude.

Die Amplitude beschreibt die maximale Auslenkung der Platte in eine Richtung, also von der Ruheposition aus nach oben oder nach unten. Die Amplitudenweite ist abhängig von den verbauten Motoren und deren Exzentergewichten.

Je nach Bestückung erzeugen die Elektromotoren eine stärkere oder schwächere Auslenkung der Platte. Anders ist dies bei Platten mit Wipptechnik (z. B. Galileo 2000®).
Bei dieser Gerätevariante entscheidet ausschließlich die Fußposition auf der Platte über die Höhe der genutzten Amplitude. Bei engem Stand wird eine kleinere Amplitude genutzt. Am äußeren Rand entsteht die größte Auslenkung.

Abb. 1.10 zeigt die Zusammenhänge zwischen Strecke, Geschwindigkeit und Beschleunigung einer harmonischen Schwingung als drei Kurven. Kurve s ist die Strecken-Zeit-Funktion s(t) (gesprochen: s von t). Kurve v beschreibt die Geschwindigkeits-Zeit-Funktion v(t) und Kurve a steht für die Beschleunigungs-Zeitfunktion a(t). Die x-Achse (waagerechte Linie) steht für den Nullwert, d. h. in dem Punkt, in dem eine der drei Kurven diese Achse schneidet, ist der Wert der Funktion gleich null (vgl. Abb. 1.10).

Abb. 1.10
Harmonische Schwingung mit Strecken-, Geschwindigkeits- und Beschleunigungszeitfunktion

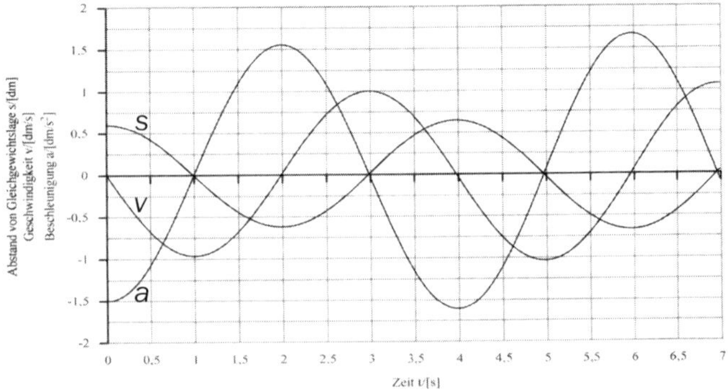

Dies ist z. B. der Fall, wenn s(t) die x-Achse beim Zeitpunkt t = 1 Sekunde schneidet. Hier befindet sich die Platte in ihrem Ruhepunkt, also in dem Bereich, in dem keine Kräfte, z. B. durch Motoren, auf sie wirken (Ruheposition).

Wird das Gerät gestartet, so bewegt sich die Vibrationsplatte nach unten (negative Strecke) und nach oben (positive Strecke). In den Zeitpunkten t = 2 und t = 4 hat die Platte ihre maximale Auslenkung erreicht. Hier schneidet nun die Geschwindigkeits-Zeitfunktion die x-Achse, was bedeutet, dass die Plattform im Punkt der maximalen Auslenkung die Geschwindigkeit null hat, da sie hier ihre Richtung wechselt (von oben nach unten und umgekehrt).

Im Idealfall einer harmonischen Schwingung genügt ein einmaliges Energiezuführen (bei einem Fadenpendel ein einmaliges „Anschubsen"), um ein nicht mehr endendes Hin- und Herschwingen des Systems zu provozieren, vorausgesetzt es entstehen keine bremsenden Kräfte, z. B. durch Reibung. Da aber bei allen Vibrationsplatten Reibungskräfte auftreten, spricht man von einer gedämpften Schwingung.

1.2.2 Die gedämpfte Schwingung

Bei einer gedämpften Schwingung würde, um noch einmal das Beispiel des Fadenpendels aufzugreifen, das Gewicht nach einem einmaligen Anregen in immer kürzer werdenden Amplituden schwingen, bis nach einer gewissen Zeit das System durch Reibungskräfte wieder zum Stillstand kommt (vgl. Abb. 1.11). Dieser Reibungsfaktor wird in der Physik als k-Wert bezeichnet.

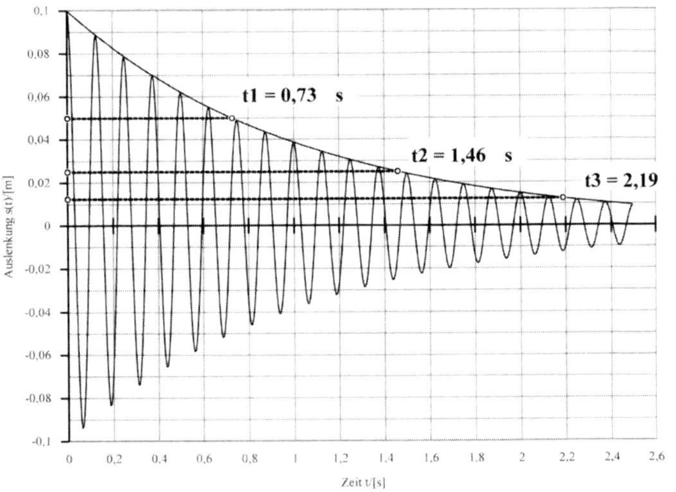

Abb. 1.11
Gedämpfte Schwingung

Durch die Reibung wird die Amplitudenweite reduziert, also die Strecke, welche das Pendel zwischen den beiden maximalen Auslenkpunkten zurücklegt, nicht aber die Schwingungsfrequenz [Hz]. Zusätzlich nimmt die Geschwindigkeit des Pendels auf Grund des Energieabgangs durch die Reibung immer weiter ab.

1.2.3 Die erzwungene Schwingung

Stellt sich der Trainierende auf eine Vibrationsplatte, so wirkt über diese eine Kraft auf seinen Körper ein. Da der menschliche Körper und dessen Teile im Prinzip schwingungsfähige Systeme darstellen, kommt es zu besonderen Effekten, welche die Physik mit „erzwungenen Schwingungen" beschreibt. Die Vibrationsplatte ist in diesem Fall der Schwinger, der Körper des Menschen ist der Mitschwinger. Ist die Schwingungsamplitude des Schwingers größer als die des Mitschwingers, so spricht man von einer Dämpfung.

Dies ist bei einem Vibrationstraining erwünscht, da die übertragene Energie der Platte von den Muskeln und Sehnen durch ihre Dehnung gedämpft wird. Dieser Umstand löst die Kontraktion der Muskelfasern durch den sogenannten Dehnungsreflex aus. Der Übertragungsfaktor TF (transmissibility factor) beschreibt das Verhältnis von eingeleiteter zu reagierender mittlerer Schwingung (RMS).

$$TF = \frac{RMS_{(body)}}{RMS_{(platform)}}$$ (nach Mester et al. 2003)

Ist der Transmissionsfaktor < 1, so wird die Schwingung vom Körper gedämpft. Ist sie > 1, so wird sie vom Körper verstärkt, es entstehen sogenannte Resonanzen. Ist er gleich 1, so fungiert der Körper oder eines seiner Teilsysteme, z. B. ein durchgestrecktes Kniegelenk als starre Masse und leitet die Vibration ungedämpft weiter.

Im ungünstigen Fall (TF > 1) entstehen Resonanzphänomene, welche für den menschlichen Körper durchaus kritisch werden können.
Offenbar kann ein schwingungsfähiges System das Energieangebot (Bewegungsenergie) des Anregers (Vibrationsplatte) über viele Schwingungsperioden hin aufsummieren, was zu einer wachsenden Amplitude des Mitschwingers führt. Man spricht vom Zustand der Resonanz. Vor allem bei geringer Dämpfung des Systems ist das Energieansammeln und das nicht enden wollende Anwachsen der Amplitude so stark, dass es das System zerstört. Es kommt in diesem Fall zur oben beschriebenen Resonanzkatastrophe.
Ein bekanntes Beispiel für eine solche Resonanzkatastrophe ist der dokumentierte Einsturz der Tacoma-Narrows-Brücke (US-Bundesstaat Washington) am 7. November 1940.

Vermutlich durch bauliche Gegebenheiten sowie die starken Windeinflüsse an diesem Tag (Windstärke 8) geriet die Hängebrücke in eine gefährliche Torsionsschwingung. Die Fahrbahn verdrehte sich gegensätzlich in ihrer Längsachse (siehe Abb. 1.12).

Abb. 1.12
Tacoma-Narrows-Brücke, Torsionsschwingung

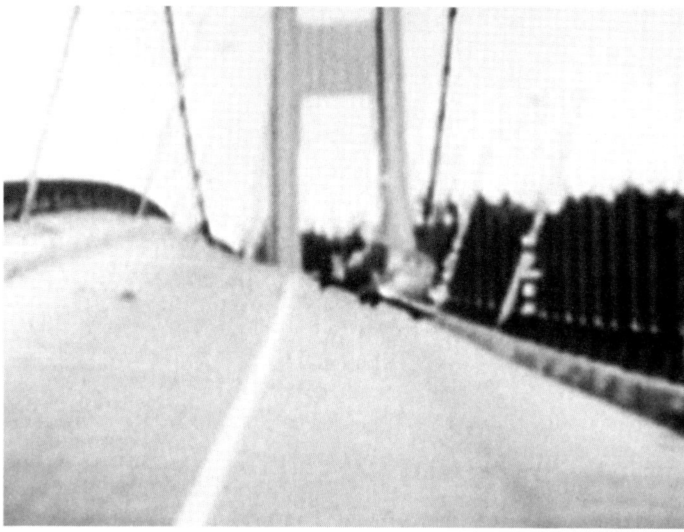

Erstaunlich dabei sind die extrem starken Verwindungen der Fahrbahn, man bedenke, es handelte sich hierbei um Stahlbeton. Aber selbst dieses Baumaterial hält einer solch enormen Belastung nicht ewig stand.
Am Ende stürzte die Brücke mit zwei verlassenen Autos und einem Cockerspaniel in die Tiefe (siehe Abb. 1.13).

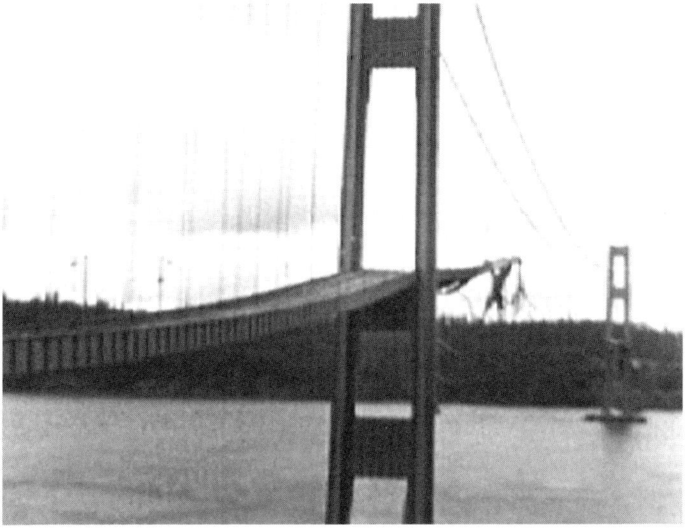

Abb. 1.13
Tacoma-Narrows-Brücke, kollabiert

In Abb. 1.14 ist ein schwingungsfähiges System mit einer Resonanzfrequenz von ca. 23 Hz abgebildet. Je näher die Anregungsfrequenz der Resonanzfrequenz kommt, desto höher wird die Amplitude des mitschwingenden Systems. Ist die Anregungsfrequenz deutlich unter oder über diesem Bereich, entstehen so gut wie keine Resonanzphänomene.

Abb. 1.14
Resonanzkurven
bei erzwungener
Schwingung

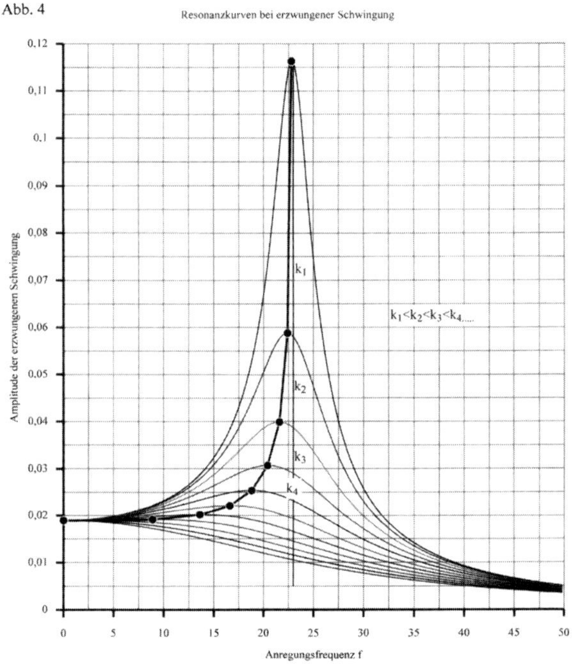

> **Merke:** *Harmonische (sinusoidale) Anregungen können ein gefährliches Aufschwingen (Resonanzkatastrophe) des Systems provozieren! Dies gilt es zu vermeiden.*

1.2.4 Die Schwebung

Wird eine Vibrationsplatte durch zwei Motoren angetrieben, so kann es vorkommen, dass diese sich nicht in einem vollständigen Gleichlauf befinden. Dabei kommt es zu einer Überlagerung von zwei harmonischen Wellen mit leicht verschiedener Frequenz und Wellenlänge.

Dieses Überlagerungsergebnis (Schwebung) nimmt der Trainierende als intensiver werdende und sich wieder abschwächende Vibration wahr. Die Schwebungsamplitude variiert sinusförmig mit einer niedrigeren Frequenz, die sich aus der halben Differenz der Frequenz der Ausgangswellen berechnet (Schwebungsfrequenz). Somit transportiert diese Schwebungswelle zu den verschiedenen Orten des Körpers zwei Anregungsfrequenzen, die von den Ausgangsschwingungen verschieden sind und im Fall der Schwebungsfrequenz im Hinblick auf schädliche Untergrenzen bedacht werden müssen. Abb. 1.15 zeigt die Schwingung eines angeregten Körpers für eine anregende Schwebungswelle mit sehr benachbarten Frequenzen der Ausgangswellen, Abb. 1.16 solche für Ausgangsfrequenzen größerer Differenz. Jeweils wurden die Ausgangswellen (dünnere Linien) im Hintergrund skizziert.

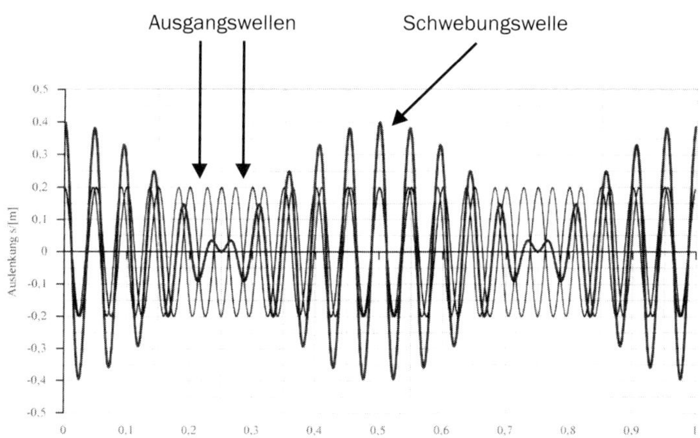

Abb. 1.15
Überlagerung von Schwingungen (kleinere Differenz)

Abb. 1.16
Überlagerung von Schwingungen (größere Differenz)

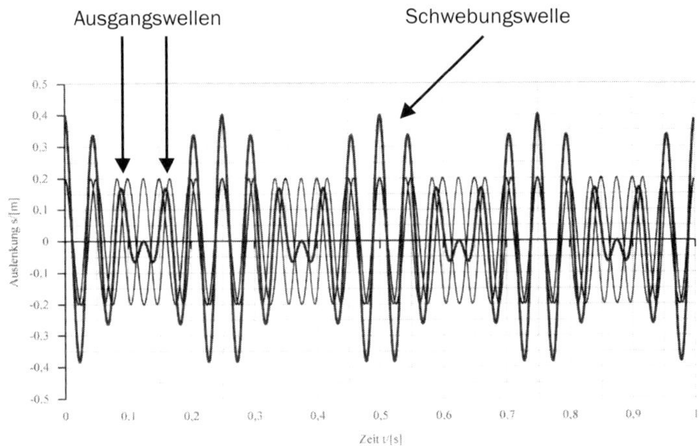

1.3 Physiologische Grundlagen

Um die Wirkungsweise von Vibrationen auf den Organismus verstehen zu können, ist es wichtig, sich mit einigen Systemen des menschlichen Körpers zu beschäftigen.
Es gilt, neben dem Aufbau und der Struktur von Muskelfasern auch die Nerv-Muskel-Kopplung sowie die dazugehörige Sensorik zu betrachten.

1.3.1 Muskelphysiologie

Vom Lidschlag bis hin zur Absprungbewegung beim Skifliegen gilt: Die Muskulatur des menschlichen Körpers ist der Motor für alle koordiniert ablaufenden Bewegungen. Der Muskel ist außerdem die treibende Kraft für die Änderung von Gelenk-

winkeln bei Streckung, Beugung, Rotation oder Torsion.
So bewirkt z. B. der Armbeuger M. biceps brachii bei Kontraktion die Annäherung von Unterarm und Oberarm.
Prinzipiell besteht jeder Muskel aus vielen einzelnen Muskelfasern. Diese wiederum setzen sich aus einzelnen Myofibrillen zusammen. Die einzelne Muskelzelle beinhaltet zahlreiche unterschiedliche Strukturen. Dazu gehören z. B. zwei Sorten von Eiweißfäden: Myosin und Aktin.
Sie sind die Hauptakteure einer jeden Muskelanspannung.
Wird eine Kontraktion ausgelöst, so gleiten sie ineinander (Gleitfilamenttheorie). Der Muskel zieht sich zusammen und verkürzt seine Länge.

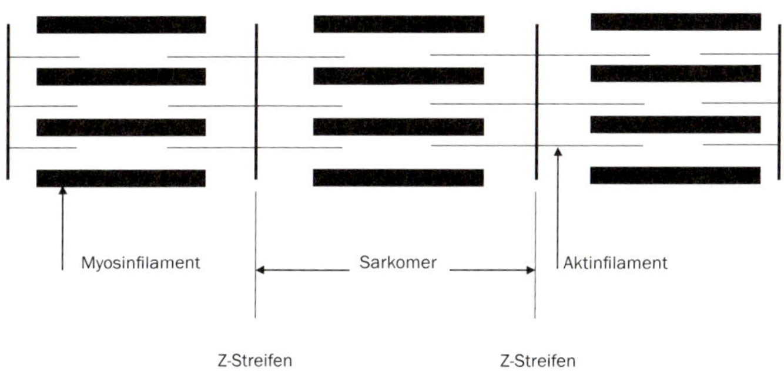

Abb. 1.17 schematische Struktur einer Muskelzelle (Längssschnitt)

In Abb. 1.18 sind die Filamente Myosin und Aktin im Querschnitt dargestellt. Eine dicke Myosinfaser ist jeweils von sechs dünnen Aktinfasern umgeben, wobei die Aktinstrukturen zu mehreren Myosinelementen Kontakt haben.

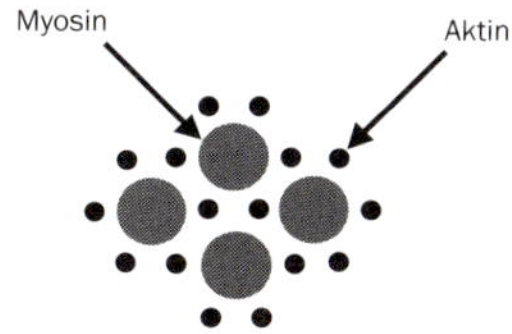

Abb. 1.18 schematischer Querschnitt der Filamente Myosin und Aktin

Muskelarten
Im menschlichen Körper werden folgende Muskelarten hinsichtlich ihrer Struktur und Funktion unterschieden:

a) Die glatte Muskulatur:
Sie befindet sich in der Wand von Darm, Blase, Magen und Blutgefäßen. Ihre Zellen sind nicht willkürlich beeinflussbar, sondern werden über das vegetative Nervensystem innerviert. Die glatte Muskulatur kontrahiert langsamer als die Skelettmuskulatur, kann die Anspannung aber länger aufrechterhalten. Man spricht in diesem Zusammenhang auch von einer dauerhaften (tonischen) Kontraktion. So ist diese Muskulatur verantwortlich für die Magen- und Darmtätigkeit sowie für die Regulation des arteriellen Blutdrucks.

b) Die quergestreifte Herzmuskulatur:
Diese kontrahiert rhythmisch, nicht willkürlich steuerbar und langsamer als die Skelettmuskulatur.
Die für die Kontraktion notwendigen elektrischen Erregungen werden von einem herzeigenen Steuersystem produziert (Sinusknoten, AV-Knoten, His'sches Bündel).
Das Herz ist der wichtigste Muskel unseres Körpers, da ihm die Aufgabe zufällt, das Blut zu den einzelnen Organen und Zellen zu transportieren, um diese mit Sauerstoff und Nährstoffen zu versorgen und um Stoffwechselendprodukte wie Kohlendioxid oder Milchsäure (Laktat) abzutransportieren. Die Herzmuskulatur selbst kann unter normalen Umständen nicht übersäuern, da sie das im Skelettmuskel anfallende Laktat zur Kontraktion verstoffwechseln kann.

c) Die Skelettmuskulatur:
Sie ist von einer Muskelhaut umhüllt und von Nerven und Haargefäßen (Kapillaren) durchzogen. Ihre willkürlichen, raschen Kontraktionen werden vom Zentralnervensystem (Ge-

hirn und Rückenmark) gesteuert. Ohne die Skelettmuskulatur könnte sich der menschliche Körper nicht aufrecht halten oder gar fortbewegen. Voraussetzung für Bewegungen sind ein Gelenksystem (z. B. Knie) und mindestens zwei Muskeln (Beuger und Strecker).

Muskelfasertypen
Hinsichtlich ihrer mechanischen Leistungsfähigkeit werden zwei Hauptmuskelarten unterschieden.

a) Die langsam zuckenden Fasern
Die langsam zuckenden Fasern (slow twitch fibers) sind nur sehr schwer ermüdbar. Diese auch tonisch genannte Skelettmuskulatur ist primär für Halteaufgaben verantwortlich (z. B. Nacken-, Rücken-, Wadenmuskulatur). Sie verfügt über eine geringe Reizschwelle und ist somit leicht vom Nervensystem erregbar. Die Zellen sind von einem dichten Netz aus Kapillargefäßen umgeben, da sie ihre Energie primär über aerobe Prozesse gewinnen. Durch ihren hohen Myoglobingehalt erscheint die tonische Skelettmuskulatur rötlich, weswegen sie auch rote Muskulatur genannt wird.

b) Die schnell zuckenden Fasern
Die zweite Form der Skelettmuskulatur bilden die schnell zukkenden Muskelfasern (fast twitch fibers). Sie sind schneller zu ermüden und besitzen eine höhere Erregungsschwelle, das heißt erst ab einer gewissen Belastungshöhe werden sie zusätzlich zur Aktion der Ausdauerfasern zugeschaltet.
Diese Fasern sind primär für schnellkräftige Prozesse zuständig, z. B. wenn der Trizepsmuskel das Ellenbogengelenk beim Boxschlag streckt.

Sie haben sowohl eine wesentlich höhere Kontraktionsgeschwindigkeit als auch eine größere Kraftentfaltung und werden auch phasische Muskeln genannt.

Beim Menschen treten beide Hauptfasertypen in einem Muskel auf. Der prozentuale Anteil des jeweiligen Fasertyps bestimmt allerdings, ob sich ein Sportler eher zum Sprinter oder zum Langstreckenläufer eignet (vgl. de Marées 2001).

1.3.2 Neurophysiologie

Unser zentrales Nervensystem steuert zahlreiche Prozesse in unserem Inneren. Blutdruck, Herzfrequenz, Hormonausschüttung oder Schweißproduktion werden autonom, also ohne unseren direkten Willen, reguliert. Muskelkontraktionen sind ein komplexes Zusammenspiel aus elektrischen und chemischen Prozessen in unserem Körper. Vereinfacht dargestellt regt das elektrische Signal einer Nervenzelle eine Muskelfaser an, so dass es zu einer Kontraktion kommt.
Motorische Nervenzellen, sogenannte Motoneurone, befinden sich im Rückenmark des Menschen. Dieser Bereich der grauen Substanz des Rückenmarks wird auch Vorderhorn genannt. Ohne ein Signal dieser Struktur ist eine Muskelanspannung unter normalen Umständen nicht möglich. Damit ein Muskel also kontrahieren kann, sendet das Neuron Impulse über die Nervenbahn (Axon) zur motorischen Endplatte der zu innervierenden Muskelfaser.
Abhängig von der Frequenz der Signale werden so bedarfsorientiert unterschiedliche Muskelfasertypen innerviert. Bei Alltagsbewegungen wie dem Gehen arbeiten hauptsächlich die langsam zuckenden Typ I-Fasern, da für eine solche Aktion mit einem vergleichsweise geringen Kraftaufwand, aber einer hohen Wiederholungszahl (hunderte bis tausende von

Schritten) diese Muskelfaserart ausreicht. Sind hohe Widerstände zu überwinden, wie das Heben relativ schwerer Lasten (Gegenstände oder das eigene Körpergewicht), so werden durch Einbeziehen der größeren Motoneurone mit ihrer höheren Entladungsfrequenz die schnellkräftigen Typ II-Fasern „aufgeschaltet". Das bedeutet, diese kontrahieren nicht allein, sondern werden mit den langsam zuckenden Fasern kombiniert.

1.3.3 Spindelreflex

Wie bereits erwähnt, ist der Spindelreflex der zentrale Mechanismus beim Vibrationstraining.
Durch die Überlagerung der angespannten oder gedehnten Muskulatur mit harmonischen Schwingungen kommt es in Abhängigkeit von der Amplitude der Vibrationsplatte zu einer mehr oder minder großen Dehnung ihrer Fasern. Hohe Amplituden erzeugen stärkere Längenänderungen als niedrige.

Sensor für diese Muskeldehnung ist einerseits der sogenannte Golgi-Apparat, primär jedoch die Muskelspindel.
Die Muskelspindel ist von ihrer Lage her parallel zum Faserverlauf der Arbeitsmuskulatur angeordnet. Sie ist von einer Kapsel umgeben und besteht im Wesentlichen aus zwei Anteilen (siehe Abb. 1.19):

1. Der dehnbare Mittelteil:
Dieser Teil der Muskelspindel registriert die Längenänderung des sie umgebenden Muskels. Bei einer Dehnung wird auch die Spindel in die Länge gezogen. Bei einer Kontraktion des Muskels wird die Spannung auch innerhalb des Sensors geringer.

2. Die kontraktilen (kontrahierbaren) Enden:
Diese Strukturen bestehen aus sogenannten intrafusalen kleineren Muskelfasern. Als Größenvergleich zur Arbeitsmuskulatur gibt Rüegg (1987) einen Durchmesser von 15–30 µm bei einer Länge von 4–7 mm an. Im Vergleich dazu hat eine normale Muskelfaser einen Durchmesser von 50–100 µm. Ihre Länge kann zwischen einigen Millimetern bis zu mehreren Zentimetern betragen.
Die intrafusalen Fasern werden über eigene, dünnere Nervenfasern (γ-Fasern) innerviert und können sich dem jeweiligen Spannungszustand der umgebenden Arbeitsmuskulatur anpassen. Wird etwa der Armbeuger (M. biceps brachii) angespannt, so verkürzt sich dieser und die Spannung auf die Muskelspindel nimmt ab. In diesem Zustand kann keine Längenänderung mehr wahrgenommen werden. Durch einen Reiz über die γ-Bahn spannen sich die intrafusalen Muskelfasern an und erhöhen somit den Spannungszustand der Muskelspindel. Der Sensor ist wieder „scharf gestellt“ (vgl. de Marées 2002).

Abb. 1.19 schematische Darstellung einer Muskelspindel

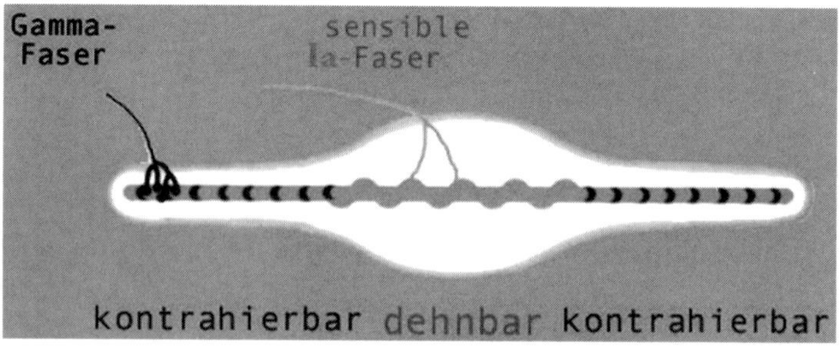

Die Anzahl der Spindeln im Muskel ist abhängig von dessen Größe und Funktion. So weist z. B. die feinkoordinierte kleine Handmuskulatur bis zu 130 Spindeln pro Gramm Muskelmasse auf. Im Vergleich dazu befindet sich im M. triceps brachii (Armstrecker) weniger als eine Spindel pro Gramm Gewebe (vgl. de Marées S. 69). Die Funktionsweise kann vereinfacht wie folgt beschrieben werden:

Die Muskelspindel wird in der Literatur auch als „Dilatosensor“ oder „Proportional-Differenzial-Fühler“ (de Marées, S. 69f.) bezeichnet. Der erstgenannte Begriff bezieht sich auf die mittlere Struktur des Organs, die Längenänderungen des Muskels wahrnehmen kann. Durch eine entsprechende Dehnung (lat. dilatare = dehnen) entsteht eine Erregung der Muskelspindel. Die zweite Bezeichnung beschreibt die Eigenschaft des Sensors, je nach Größe und Geschwindigkeit der Dehnung unterschiedlich intensiv zu reagieren. Schnelles Dehnen wird stärker beantwortet als langsames, größeres Dehnen stärker als geringes.
Aus diesem Grund ist bereits die geringe Amplitude einer Vibrationsplatte, die meist zwischen 1mm und 6 mm liegt, ausreichend, um Reflexe auszulösen, da die Dehnung der Muskelfasern mit hoher Geschwindigkeit abläuft.
Bei einer Frequenz der Platte von 25 Hz wird die in Schwingung versetzte Muskulatur rein rechnerisch innerhalb von 0,04 Sekunden um die Strecke der verwendeten Amplitude gedehnt. Die Muskelspindel registriert diese Längenänderung und sendet Signale über eine schnell leitende Nervenfaser (1a-Faser) zum Hinterhorn des Rückenmarks (siehe Abb. 1.20). Diese aufsteigende (afferente) Erregung wird deswegen 1a-Afferenz genannt. Ihre Ausbreitungsgeschwindigkeit beträgt beachtliche 80 bis 120 Meter pro Sekunde, was immerhin rund einem Drittel der Schallgeschwindigkeit (~343 m/s) entspricht. Dieses Tempo gewährleistet eine schnelle Wahrnehmung und Beantwortung von sensorischen Reizen.
Im Hinterhorn des Rückenmarks wird die Erregung an eine motorische Aktionen steuernde Nervenzelle (Motoneuron) weitergeleitet. Von dort aus geht ein Reiz über eine ebenfalls schnell leitende Nervenfaser (Aγ-Neurit) absteigend (efferent)

zurück zur gedehnten Muskulatur und löst dort ein Aktionspotential aus, das die Fasern zur Kontraktion bringt. Der Muskel spannt sich entgegen seiner Dehnungsrichtung an.

Abb. 1.20
Muskelspindelreflex
aus: Horst de Marèes (2003), Sportphysiologie, S. 70
mit freundlicher Genehmigung des Sportverlags Strauß

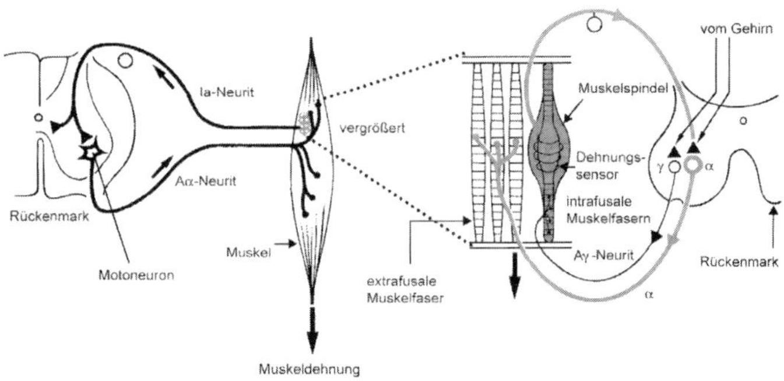

Horst de Marèes
Sportphysiologie
Nachdruck der 9., vollst. überarb. und erw. Auflage
/Bearb.: Hermann Heck; Ulrich Bartmus.
Köln: Sportverlag Strauß, 2003
ISBN 3-932908-00-3

Der beschriebene Vorgang, für den Sie zum Lesen ungefähr zwei Minuten benötigen, läuft im Körper, bezogen auf die Oberschenkelmuskulatur, in circa 38 Millisekunden ab. Im Vergleich: Der unwillkürliche Lidschlag des menschlichen Auges dauert beinahe dreimal so lang. Wird nun der Muskel auf einer schwingenden Plattform über einen Zeitraum von mehreren Sekunden bis Minuten anhaltend Vibrationen ausgesetzt, so kommt es zu einer künstlich herbeigeführten, dauerhaften Kontraktion seiner Fasern, sofern die Frequenz der reflexinduzierten Erregungen ausreichend hoch ist. Man spricht vom tonischen Vibrationsreflex (tonic vibration reflex, TVR). Der Vorteil dieser Art der Innervation besteht in der Rekrutierung zusätzlicher Motoneurone, wodurch beim Trainierenden z. B. ein Zuwachs an Maximalkraft erreicht wird, was bereits in mehreren Studien (z. B. Roelants et al. 2004) erfolgreich nachgewiesen werden konnte. Darüber hinaus wird der Muskel im Gegensatz zur Elektrostimulation über einen natürlichen Mechanismus zum Anspannen gebracht.

Golgi-Rezeptor

Als zweiter Dehnungssensor fungiert der Golgi-Rezeptor oder auch Golgi-Organ genannt. Diese dehnungssensiblen Strukturen befinden sich im Sehnenbereich der Arbeitsmuskulatur hintereinander in Serie und messen und regulieren primär die anliegende Spannung. Im Gegensatz dazu messen die Spindeln, die wiederum parallel zur Muskelfaser angeordnet sind, die Muskellänge und deren Änderung.
Die Golgi-Rezeptoren werden vor allem bei einer übermäßigen Spannung der Muskulatur aktiv, um einer übermäßigen Dehnung der Fasern entgegenzuwirken.

Hautrezeptoren

Hautrezeptoren, sogenannte Mechanozeptoren, können ebenfalls mechanische Reize wie Vibrationen registrieren. Handwerker (2000) beschreibt hierfür zwei Sensortypen: Das sind zum einen die sich schnell anpassenden RA-Sensoren (rapid adapting-Sensoren). Als RA-Sensoren fungieren die Meissner-Körperchen in der unbehaarten Haut und die Haarfollikel innerhalb behaarter Areale. Beide sind besonders empfindlich für Frequenzen von 10–30 Hz.
Der zweite Sensortyp wird durch die Vater-Pacini-Körperchen (Abb. 1.21), die Frequenzen bis 300 Hz wahrnehmen können, verkörpert. Bedingt durch die hohe Frequenz entsteht eine nur wenige Mikrometer hohe Amplitude, die jedoch ausreicht, um einen sensorischen Reiz auszulösen.

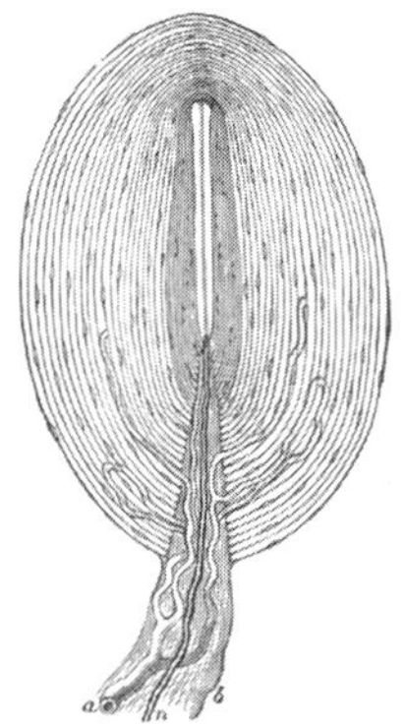

Abb. 1.21
Vater-Pacini-
Körperchen

1.4 Elektrische Muskelstimulation

Aus meiner praktischen Erfahrung weiß ich, dass bei den Trainierenden immer wieder Missverständnisse über die Wirkungsweise der Vibrationsgeräte entstehen.
Häufig werden die aus der Vibration resultierenden Muskelkontraktionen mit elektrischer Stimulation in Verbindung gebracht. Aus diesem Grund soll an dieser Stelle die Funktionsweise elektrischer Muskelstimulation ebenfalls erläutert werden. Fakt ist: Bei mechanischen Schwingungen wird die Muskulatur auf Grund einer schnellen Dehnung ihrer Fasern reflexinduziert angespannt. Es wird dabei kein Strom von der Platte in den Muskel geleitet. Das Stromkabel des Vibrationsgerätes zieht lediglich Energie für den Antrieb der Elektromotoren und für die Gerätesteuerung aus der Steckdose.

Merke: *Beim Vibrationstraining fließt kein Strom von der Schwingungsplatte in den Körper!*

1.4.1 Funktionsweise der Elektrostimulation

Wie bereits beschrieben, wird die Muskulatur durch Nervenimpulse und die sich daraus ergebenden chemischen Prozesse zur Kontraktion gebracht.
Dies kann willkürlich geschehen, z. B. beim Heben einer Kurzhantel durch die gezielte Anspannung des M. biceps brachii (Armbeuger) oder durch künstliche Stimulation provoziert werden.

Artifizielle (künstliche) Muskelstimulation mittels elektrischer Impulse wird seit längerer Zeit mit Erfolg in der Rehabilitation nach Sportverletzungen eingesetzt. Bedingt durch die Immobilisation als Folge einer Fraktur im Beinbereich etwa verringern sich bereits nach wenigen Wochen Muskelkraft und Muskelumfang deutlich.
Da Muskelaufbau und -erhalt auf dem Nutzungsprinzip basieren, ist klar, dass bei einer Stilllegung des Systems die nicht mehr verwendeten Strukturen an Masse verlieren.
So spart der Körper die für die Versorgung der Zellen nötige Energie. Es ist daher besonders wichtig, dem Abbau möglichst frühzeitig mit schonenden Maßnahmen zu begegnen. Da in vielen Fällen ein aktives Bewegen der Gelenke bedingt durch den auftretenden Schmerz nicht immer möglich ist, eignet sich hier beispielsweise die Elektrostimulation, die darüber hinaus auch in der Analgetik (Schmerzlinderung) eingesetzt werden kann.

Diese zwei Haupteinsatzbereiche werden in der Elektrotherapie abgedeckt. Auch die physikalische Unterscheidung von Gleich- bzw. Wechselstrom ist hierbei von Bedeutung. Gleichstrom hat die Eigenschaft, immer in gleicher Stärke und in gleich bleibender Richtung zu fließen.

Er kann entweder als konstanter Gleichstrom (Galvanischer Strom) oder als Impulsstrom auftreten:

Abb. 1.22 Gleichstromvarianten

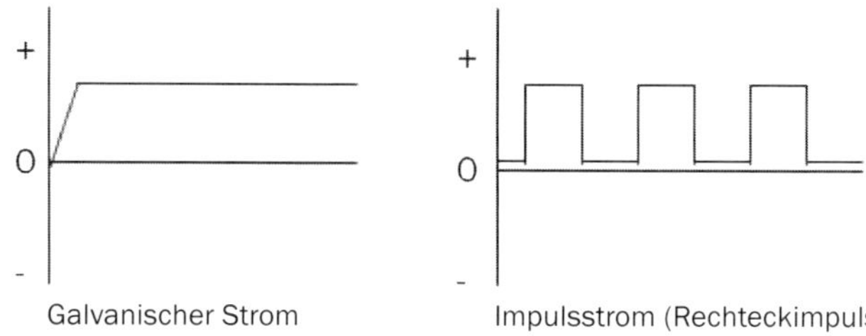

Nach Gillert/Rulffs/Boegelein entsteht beim Galvanischen Strom bei akzeptabler Dosis jedoch keine fortgeleitete Erregung und somit auch keine anhaltende Muskelkontraktion. Dieser Therapieansatz nutzt also lediglich die durchblutungsfördernden und schmerzlindernden Effekte. So können bereits bestehende Schmerzsensationen durch den Stromimpuls unterdrückt werden (Gegenirritation).
Die Autoren beschreiben in diesem Zusammenhang die „Gate-Control-Theorie“ von Melzack & Wall (1965), welche besagt, dass „Nervensignale der schnell leitenden Nervenfasern Schmerzreize hemmen können, die über langsam leitende Nervenfasern das Rückenmark erreichen“ (vgl. Gillert, 1995, S. 49).

Unter Wechselstrom kann der angesteuerte Muskel zu einer dauerhaften (tetanischen) Kontraktion gebracht werden. Tetanisch bedeutet in diesem Zusammenhang, dass auf Grund der Reizfrequenz die Muskelanspannung nicht mehr in einzelne Kontraktionen unterteilt werden kann. Diese „verschmelzen“ sozusagen in eine Daueranspannung. Dies geschieht abhängig vom Muskelfasertyp bei mindestens 15 Hz (Ausdauermuskulatur) bis 33 Hz (schnellkräftige Muskulatur).

Abhängig von der Impulsfrequenz ist auch die maximale Kraftentwicklung der unterschiedlichen Muskelfasern.
Die langsamen ST-Fasern (Ausdauermuskulatur) erreichen ihr Maximum bei ca. 33 Hz. Die schnellkräftigen ST-Fasern (FTO und FTG) erreichen die stärkste Kontraktion bei 50 bzw. 66 Hz.

Wichtige Parameter bei der Elektrostimulation sind nach Michel:

- Impulsform (Gleichstrom/Wechselstrom)
- Impulsfrequenz (Impulsanzahl/Sekunde, in Hz)
- Impulsstärke (auch Stromstärke, in mA)
- Impulsdauer (Einzelimpulsdauer, meist in ms)
- Kontraktionsdauer (Dauer einer Impulsfolge)
- Pausendauer (Zeitraum zwischen den Kontraktionen)
- Modulation (zeitlicher Ablauf einer Impulsreihe)
- Wiederholungszahl (Anzahl der Kontraktions- u. Pausenzyklen)

Impulsströme haben je nach gereizter Nervenfaser verschiedene Effekte.
Bei motorischen Nerven entstehen in Abhängigkeit zur Frequenz Muskelkontraktionen. Werden sensible Nervenbahnen gereizt, wird der Strom etwa durch Kribbeln spürbar. Darüber hinaus wird die körpereigene Schmerzhemmung aktiviert.
Bei Physiotherapieanwendungen ergeben sich folgende Zielfrequenzbereiche in Abhängigkeit zum Effekt:

1 Hz → Einzelzuckung
20–80 Hz → Tonisierung der Muskulatur
≥ 100 Hz → Detonisierung

Tab. 1.23 Trainingsparameter bei Elektrostimulation

Im Bereich des Leistungssports sind entsprechend einzelner Zielbereiche Impulsfrequenz und Kontraktionsdauer eng mit der Wiederholungszahl verbunden (Siehe Tab. 1.23, nach Michel).

	Impulsfrequenz	**Kontraktionsdauer**	**Wiederholungen**
aerobe Ausdauer	10–20 Hz	9–11 s	200–400
anerobe Ausdauer	40–70 Hz	6–8 s	70–100
allg. Krafttraining	70–100 Hz	3–5 s	30–50
Schnellkrafttraining	100–120 Hz	1–2 s	5–12

1.4.2 Vor- und Nachteile von Elektrostimulation

Die Vorteile von Elektrostimulation sind besonders im therapeutischen Bereich zu finden. Der aus ihr resultierende durchblutungsfördernde Effekt wirkt sich günstig auf verschiedenste Krankheitsbilder aus. Muskelpartien, die bedingt durch Immobilisation eines Gelenks nach einer Operation kaum noch Reize erhalten, können an einer starken Atrophie gehindert werden. Die punktuelle Applikation der Elektroden macht ein Innervieren von teilweise schlecht erreichbaren Arealen möglich. So können z. B. einzelne Muskelgruppen im Fußsohlenbereich isoliert angesteuert werden, die sonst nur schwierig zu erreichen sind.
Auf Grund der hohen Frequenzbreite (0–200 Hz) kann die Elektrostimulation sowohl im Therapiebereich bei Muskelentspannung oder Durchblutungsförderung als auch im Leistungssportbereich zur Maximalkraftsteigerung eingesetzt werden.

Nachteilig kann sich die Elektrostimulation auf koordinative Aspekte auswirken. Bei der artifiziellen Erregung von Muskelfasern läuft ein ausreichend starker elektrischer Reiz in beide Richtungen der Nervenbahn, aufsteigend (afferent) zum Rückenmark und absteigend (efferent) zum Muskel. Daraus ergibt sich nach dem Hennemann´schen Prinzip eine umgekehrte Rekrutierungsreihenfolge.
Die Muskelfasern kontrahieren reziprok (umgekehrt) zum natürlichen Ablauf bei einer Willkürbewegung. Normalerweise werden erst die langsamen Muskelfasern aktiviert und später dann die schnellkräftigen Strukturen. Diese Umkehrung wirkt sich nachteilig auf koordinative Aspekte einer Muskelaktion aus.

Besonders die Werbeindustrie preist die Elektrostimulation mit dem vorrangigen Effekt der Muskelquerschnittsvergrößerung (Hypertrophie) an. Durchtrainierte Personen mit einem äußerst geringen Körperfettanteil und einem filigranen Muskelrelief suggerieren die nachhaltige Wirksamkeit des beworbenen Produkts, das auf die Bauchdecke appliziert die Muskeln zum Zucken bringt. Rhetorisch gut geschulte Verkäufer sprechen einmal mehr von der Trainingsform der Zukunft, was viele Zuschauer dazu bewegt, das Wundergerät zu bestellen. Die Werbeaussagen sind eindeutig: Geringer Zeitaufwand, keinerlei körperliche Anstrengung und schnell sichtbare Erfolge. Leider eindeutig falsch.
Ein Massezuwachs vergleichbar dem eines konventionellen Krafttrainings mit Gewichten kann bei dieser Art der Muskelinnervation nicht eintreten. Die Ursache dafür liegt in der theoretisch erforderlichen Reizhöhe. Für eine adäquate Stimulation wird eine hohe Aktivierung – in der Größenordnung von ca. 80% der maximalen Willkürkontraktion (maximal voluntary contraction, mvc) – benötigt.

Die dafür notwendige Stromstärke liegt allerdings nahe oder bereits knapp über der Schmerzschwelle, was ein dauerhaftes Training mit Hilfe von Elektrostimulation wenig sinnvoll erscheinen lässt.

Zusammenfassung

Sowohl elektrische Impulse als auch Vibrationen können unsere Muskulatur stimulieren – allerdings auf höchst unterschiedliche Weise. Während elektrische Impulse den Muskel künstlich zur Anspannung zwingen, bewirken die mechanischen Schwingungen eine natürliche, reflexgesteuerte Kontraktion der Fasern.
Die Vorteile der Elektrostimulation liegen in der schonenden Trainingsweise und der gezielten Nutzbarkeit. Dies wird als besonders relevant im Bereich des Maximal- und Schnellkrafttrainings angesehen, da der Muskel bei höherer Impulsfrequenz ein größeres Kraftmaximum bzw. einen schnelleren Kraftanstieg aufweist.

Das Vibrationstraining hingegen zeichnet sich durch ein breites Wirkungsspektrum und eine natürliche Reflexerzeugung aus. Neben einem Kräftigungstraining können Dehnungs- und Koordinationsübungen durchgeführt werden.

Der wichtigste Unterschied jedoch: Bei der Verwendung mechanischer Schwingungen fließt kein Strom in den Körper des Benutzers. Extreme Hypertrophie-Effekte, ähnlich dem Bodybuilding, sind jedoch bei beiden Methoden nicht zu erwarten. Die Muskelberge aus der Steckdose sind hier nur Illusion.

2. Wissenschaftliche Hintergründe und Wirkungsweisen

Wie bereits eingangs erwähnt, soll dieses Buch den Leser – vom Arzt über den Physiotherapeuten und Fitnesstrainer bis hin zum Anwender – objektiv über das Vibrationstraining informieren. Es gibt bereits eine Reihe von Studien, die sich mit den Wirkungsweisen der Vibrationen beschäftigt haben und die in einem solchen Buch nicht fehlen dürfen. Da diese Studien immer einen wissenschaftlichen Hintergrund aufweisen, kommt man an mancher Stelle nicht umhin, Fachbegriffe aus der Sportwissenschaft in den Text einzubauen. Viele dieser Begriffe können Sie zum besseren Verstehen im Begriffslexikon nachlesen. Und auch ohne das komplette Verständnis aller Fachausdrücke werden Sie die Ergebnisse mancher Untersuchungen interessieren und zum Teil überraschen.
Wer gar nicht mit der wissenschaftlichen Ausdrucksweise klarkommt, kann dieses Kapitel überspringen und gleich mit der praktischen Anwendung fortfahren.

Sobald der menschliche Körper mechanischen Schwingungen ausgesetzt ist, laufen komplexe Mechanismen in seinem Inneren ab. Neben dem Haupteffekt der muskulären Innervation mittels Spindelreflex werden auch auf anderen Ebenen Reaktionen ausgelöst. Sie werden in diesem Kapitel in folgende Rubriken unterteilt und besprochen: Maximalkraftsteigerung, Erhöhung der Beweglichkeit, Verbesserung der Gelenkstabilität, vermehrte Hormonausschüttung, Steigerung der Knochenmasse und Schmerzlinderung.
Zu den genannten Bereichen existieren zahlreiche wissenschaftliche Studien, die jedoch teilweise zu deutlich unterschiedlichen Ergebnissen – von leistungsmindernd über wirkungslos bis höchst effektiv – gelangen.
Der Vergleich einzelner Studien mit gleichem oder ähnlichem Ansatz fällt allerdings schwer, da das Untersuchungsdesign (Übungsgerät, Messmethode, Trainingsart, -dauer, -intensität usw.) oft stark variiert.

Ein weiteres Problem stellt die Gruppenstärke der verschiedenen Studien dar. Meist wird aus Kostengründen nur mit einer kleinen Probandenzahl (n < 20) gearbeitet. Teilweise setzt sich eine Messgruppe sogar aus weniger als 10 (!) Personen zusammen.
Obgleich mittels statistischer Varianzanalyse noch signifikante Ergebnisse und Zusammenhänge herausgerechnet werden können, sind größere Gruppenstärken hinsichtlich einer Generalisierbarkeit der erforschten Erkenntnisse wünschenswert. Darüber hinaus werden die dem Vibrationstraining zugeschriebenen Effekte wie Maximalkraftsteigerung und Beweglichkeitsverbesserung häufig nur mit untrainierten Personen getestet. Bei diesen ist es im Vergleich zu bereits trainierten Personen oder gar Spitzensportlern einfacher, dramatische Zuwächse von 40% und mehr in einzelnen Messbereichen zu erzielen. Deswegen muss klar unterschieden werden, mit welcher Art von Sportlern die beschriebenen Wirkungen und Ergebnisse erzielt wurden. Hinzu kommt, dass die beschriebenen Zeitintervalle häufig recht kurz sind und über einige Wochen nicht hinausgehen, so dass weder Langzeiteffekte noch dauerhafte Wirkungsweisen hinreichend erfasst werden können.

2.1 Steigerung der Maximalkraft und Schnellkraft

Besonders im Bereich der Kraftsportarten (z. B. Kugelstoßen, Skispringen, Gewichtheben usw.) stellt die Maximalkraft eine der wichtigsten Komponenten dar. Ihre Erhöhung korreliert direkt mit der Leistungsfähigkeit des Athleten. Ein häufiges Problem im Spitzensport ist jedoch der hohe Trainingsumfang.

Die Athleten erreichen bei Technik- oder Ausdauersportarten nicht selten ein Pensum von 30 Stunden pro Woche. Eine weitere Steigerung der Trainingseinheiten ist wenig effizient, da die nicht weniger wichtige Regenerationszeit durch Steigerungen des Umfangs weiter verkürzt wird. Entsprechend gewinnt die Suche nach alternativen Trainingsmethoden, die sowohl durch zeitliche Effizienz als auch durch vergleichbare bzw. überlegene Effekte überzeugen sollen, immer mehr an Bedeutung. Laut einiger Vibrationsstudien konnten bei geringem Zeitaufwand deutliche Maximalkraftsteigerungen im unteren zweistelligen Prozentbereich erzielt werden. Angebliche Zuwächse von 80% bei Leistungssportlern hielten einer Überprüfung durch deutsche Sportinstitute jedoch nicht stand.

Carmelo Bosco, ein weltweit anerkannter Wissenschaftler aus Italien, veröffentlichte bis zu seinem Tod im November 2003 über 150 Studien, darunter auch zahlreiche aus dem Bereich des Vibrationstrainings.
In der hier beschriebenen Arbeit untersuchte seine Arbeitsgruppe 12 Leistungsboxer der italienischen Nationalmannschaft hinsichtlich ihrer Armbeugerkraft. Zuerst durchliefen die Probanden einen Eingangstest. Hier sollten sie abwechselnd mit einem der beiden Arme ein Gewicht von 5% des eigenen Körpergewichts maximal schnell heben. Die letzten beiden Ergebnisse aus 5 Versuchen wurden statistisch gemittelt. Die beiden Arme der Sportler wurden nun unterteilt in einen Experimental- und einen Kontrollarm. Die jeweilige Seite, also rechts oder links, wurde durch Zufall bestimmt. Danach folgte das Vibrationstraining. Der Experimentalarm wurde einer Vibration von 30 Hz über einen Zeitraum von 5 mal 60 Sekunden mit je einer Minute Pause ausgesetzt (Galileo 2000). Fünf Minuten nach Ende des letzten Durchgangs wurde wieder die durchschnittliche Leistung bei maximaler Bewegungsgeschwindigkeit bestimmt.

Bosco et al. konnten hier signifikante Zuwächse beim Experimentalarm (Vibrationstraining) nachweisen. Der Kontrollarm zeigte keine statistisch relevante Veränderung (vgl. Abb. 2.1).

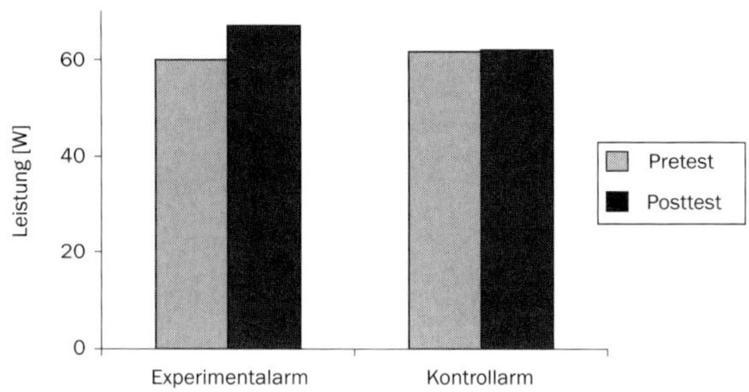

Abb. 2.1 Durchschnittliche Arbeitsleistung bei Unterarmbeugung

Delecluse et al. testeten 67 weibliche, untrainierte Personen in einem Durchschnittsalter von 21,4 ± 1,8 Jahren. Diese wurden in drei Testgruppen und eine Kontrollgruppe eingeteilt:

- Vibrationstraining (Power-Plate®)
- Krafttraining mit Geräten
- Placebo
- Kontrollgruppe (führt kein Training durch)

Diese Studie kann als aussagefähig eingestuft werden, da sie placebokontrolliert ist. Der Begriff Placebo [lat. placebo = ich werde gefallen] wird häufig im medizinischen Bereich verwendet. Er beschreibt ein Scheinmedikament, das in seinem äußeren Erscheinungsbild (Form, Farbe und Geschmack) dem des Originals zum Verwechseln ähnlich ist. Jedoch haben dessen Inhaltsstoffe keine therapeutische Wirkung. Erzielte Effekte können somit nur der psychologischen Ebene zugeordnet werden.

Bei der angeführten Studie konnte so differenziert werden, ob die aufgetretenen Zuwächse im Bereich der Testparameter auf die Vibration oder lediglich auf die Übungsbewegungen selbst (z. B. Kniebeuge) zurückzuführen sind, die von den Teilnehmern auf der Plattform ausgeführt wurden.

Folgende Übungen hat die Vibrationsgruppe durchgeführt:

- Kniebeuge
- Tiefkniebeuge
- weite Kniebeuge
- einbeinige Kniebeuge

Die Muskelaktivität wurde durch ein EMG (Elektromyogramm) gemessen. Bei dieser Methode werden Nadelelektroden auf den Muskel appliziert, welche die sogenannten Spannungspotentiale messen können. Hier wurden der Oberschenkelstrecker (M. rectus femoris) und der Wadenmuskel (M. gastrocnemius) untersucht.
Die Kraftgruppe trainierte nach einer Aufwärmeinheit von 20 Minuten an der Beinpresse und dem Beinstrecker. Es wurden zwei Sätze pro Gerät mit je einer Minute Pause durchgeführt.

Der Gesamttrainingsplan ist in Tabelle 2.2 dargestellt. RM steht in diesem Zusammenhang für die maximal mögliche Wiederholungszahl (repetition maximum) bis zum muskulären Versagen, was bedeutet, dass trotz größter Anstrengung das gewählte Gewicht nicht mehr vollständig bis in die Endposition der Bewegung angehoben werden kann.

Tab. 2.2
Trainingsplan
Kraftgruppe

Zeitraum	Wiederholungszahl
1. und 2. Woche	20 RM
3. bis 5. Woche	15 RM
6. bis 8. Woche	12 RM
9. bis 12. Woche	10 RM

Das Übungsprogramm der Placebo-Gruppe war mit dem der Vibrationsgruppe identisch. Die eingeleiteten Schwingungen waren jedoch so gering gewählt (0,4g), dass von ihnen kein Effekt zu erwarten war. Zum Vergleich: Beim Hinuntergehen einer Treppe entsteht eine Belastung von ca. 1,5g.

Bei dieser Studie wurden je ein Eingangs- und ein Ausgangstest durchgeführt. Gemessen wurde zuerst der Beinstrecker: isometrisch (gegen einen unüberwindlichen Widerstand), dynamisch (mit Bewegung) und ballistisch (mit Schwung). Die letztgenannte Testvariante wurde mit jeweils 20, 40 und 60 Prozent der isometrischen Maximalkraft durchgeführt.
Danach folgte der *counter-movement-jump* (cmj). Der Proband steht dabei mit leicht gebeugten Knien auf einer Kontaktmessplatte. Die Hände umfassen die Hüfte, um ein Ausholen mit den Armen zu vermeiden. Das ist notwendig, da ansonsten die Messung verfälscht werden kann, weil die Sprunghöhe nicht mehr rein der Beinkraft zuzuordnen ist. Zu Beginn der Messung beugt der Kandidat die Knie stärker und holt so Schwung, um dann explosiv nach oben zu springen. Sobald die Füße die Kontaktmatte verlassen, wird kein Druck mehr gemessen bis zu dem Zeitpunkt, zu dem der Proband wieder landet. Aus der Flugzeit lässt sich nun mit Hilfe einer Formel die Sprunghöhe berechnen:

$$h = 1/2g * (t/2)^2$$

h = Sprunghöhe
g = Schwerkraft (gravity) ~ 9,81 m/s²
t = Zeit (Flugdauer)

Der komplette Ausgangstest wurde frühestens 72 Stunden nach der letzten Trainingseinheit durchgeführt, um eventuell auftretende akute Trainingseffekte auszuschließen.

Die Ergebnisse bei der isometrischen Maximalkraftmessung stellen sich wie folgt dar:

Die Krafttrainingsgruppe steigerte sich im Durchschnitt um 14,4 ± 5,3%. Die Vibrationsgruppe verbesserte sich um 16,6 ± 10,8%. Sowohl die Placebo- als auch die Kontrollgruppe verzeichneten keinen signifikanten Zuwachs hinsichtlich der Kraftparameter. Auffällig ist die mehr als doppelt so große Standardabweichung beim Training unter Vibrationseinfluss. Dies wurde auch in anderen Studien beobachtet. MESTER et al. vermuten hier eine individuell stark unterschiedliche Reaktion auf die Vibrationsparameter. Allem Anschein nach reagiert nicht jede Testperson in annähernd gleicher Weise auf die identischen Schwingungen bei konstanter Hertzzahl.

Bei der dynamischen Kraftmessung konnten ebenfalls Zuwächse, wenn auch deutlich geringere, verzeichnet werden. Die Krafttrainingsgruppe steigerte sich um 7,0 ± 6,2%, die Vibrationsgruppe um 9,0 ± 3,2%. Placebo- und Kontrollgruppe verzeichneten wieder keine signifikanten Steigerungen.

Bei den ballistischen Krafttests erreichte niemand eine signifikante Verbesserung.

Der *counter-movement-jump* stellte die letzte Testeinheit dar. Hierbei konnte sich nur die Vibrationsgruppe um 7,6 ± 4,3% steigern.

Die Autoren bemerken in ihrer Zusammenfassung, dass die ermittelten Ergebnisse keine Akuteffekte darstellen, da die

Messungen mindestens 72 Stunden nach der letzten Trainingseinheit stattgefunden haben. Es ist ihrer Meinung nach von chronischen Effekten auszugehen.
Bedingt durch die vergleichsweise langen Vibrationseinheiten vermuten die Autoren eine Erschöpfung der motorischen Einheiten. Die erzielten Kraftzuwächse werden so mit einer neuronalen Anpassung chronischer Natur erklärt.
Die Kraftzuwächse der Gewichtstrainings- und der Vibrationsgruppe waren vergleichbar groß. Beim Vibrationstraining wurde dafür aber deutlich weniger Zeit benötigt.

Berschin et al. (2003) testeten 24 Rugby-Spieler der 1. Bundesliga auf einem Galileo 2000®-Vibrationsgerät der Firma Novotec. Das Testkollektiv wurde in zwei gleich große Gruppen unterteilt. Die erste Gruppe trainierte unter Vibrationseinfluss mit progressiver Belastungssteigerung (siehe Tab. 2.3) dreimal pro Woche.
Die Belastungsdauer betrug 5 x 3 Minuten bei einer Pausenzeit von jeweils 2 bis 3 Minuten. Die Vibrationsfrequenz betrug 20 Hz. Als Übung wurden halbe dynamische Kniebeugen gewählt. Der Arbeitsbereich des Kniegelenks erstreckte sich von 10° bis 90°. Eine Zusatzlast in Form einer gewichtsbestückten Langhantelstange wurde auf die Schultern aufgelegt.

Tab. 2.3
Trainingsbelastung Vibrationsgruppe

Zeitraum	**Zusatzlast in % des Körpergewichts**
1. Woche	Zusatzlast 25–30%
2. Woche	Zusatzlast 40%
3. Woche	Zusatzlast 50%
4. Woche	Zusatzlast 60%
5. Woche	Zusatzlast 70%
6. Woche	Zusatzlast 80%

Die Krafttrainingsgruppe trainierte in 5 Serien à 12 Wiederholungen mit einer Zusatzlast von 70% des Körpergewichts bei einer Serienpause von 2 Minuten. Die Ausführungsgeschwindigkeit war dynamisch explosiv.

Nach drei Wochen und am Ende der Studie wurden jeweils vier Tests durchgeführt:

1. Maximalkraft aus der halben Kniebeuge
2. 30 Meter Sprint
3. *counter-movement-jump*
4. Slalomlauf (vgl. Abb. 2.4)

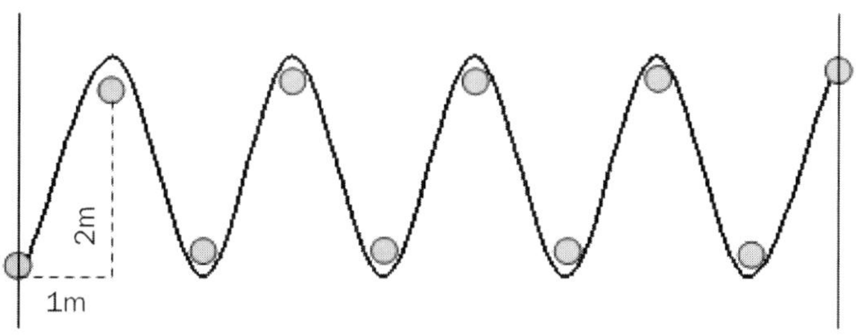

Abb. 2.4
Slalomparcours, mod. nach BERSCHIN

In Bezug auf die einzelnen Testparameter wurden unterschiedliche Ergebnisse erzielt. Beide Gruppen verbesserten sich in der Maximalkraft um ca. 10%. Hier konnten keine signifikanten Unterschiede hinsichtlich der Trainingsweise (konventionelles Krafttraining vs. Vibrationstraining) festgestellt werden. Das ist nicht unbedingt als negativ anzusehen, da die Vibrationsgruppe ihr Ergebnis, das zwar vom Resultat her vergleichbar einem Gewichtstraining ist, bei deutlich kürzerer Übungszeit erzielte.
Bei den anderen drei Testvarianten zeigten sich bei der Vibrationsgruppe signifikant höhere Leistungszuwächse.

„Das Vibrationstrainingsprogramm wurde von den Sportlern als positiv und motivierend empfunden, es wurden subjektive Verbesserungen, wie eine im Spiel verbesserte Aktionsfähigkeit in Bezug auf ihr Antritts- und Beschleunigungsvermögen in und seitlich zur Bewegungsrichtung sowie ein besseres Gefühl der Stabilität angeführt“ (Berschin et al., S. 13).

De Ruiter untersuchte 2003, ebenfalls unter Einbeziehung des Galileo 2000®, Kurzzeiteffekte bei Vibrationsexposition. Gemessen wurden die Maximalkraft (maximal voluntary force, mvc) und die Explosivkraft (maximal rate of force rise, mrfr).
12 untrainierte Studenten durchliefen eine Vorher-Nachher-Messung mit einer Pause von drei bis fünf Tagen. Zehn der Studenten absolvierten zusätzlich noch eine Trainingsphase von zwei Wochen mit insgesamt fünf Trainingstagen (Mittwoch, Freitag, Montag, Mittwoch, Freitag). An dem darauf folgenden Montag erfolgte eine weitere Kraftmessung.
Die Vibrationsfrequenz betrug 30 Hz bei einer Amplitude von 8 mm. Die Trainingsdauer erstreckte sich über 5 x 1 Minute mit einer Pause von jeweils 2 Minuten. Die Probanden standen barfuß auf der Platte bei einem Kniewinkel von 110°.
Die Kraftwerte (mvc und mrfr) wurden 90 Sekunden sowie 30, 60 und 180 Minuten nach dem Training sowie am Ende der Studie erneut bestimmt.

Es konnten keine signifikanten Zuwächse, wie sie z. B. Bosco erzielt hatte, erreicht werden. Diese Ergebnisse bestätigen die Untersuchungen anderer Wissenschaftler wie Humphries et al. oder Schlumberger/Schmidtbleicher.

Die unterschiedlichen Ergebnisse im Bereich der Maximal- und Schnellkraft scheinen darauf hinzudeuten, dass Vibrationen nicht zwangsläufig Verbesserungen dieser Bereiche hervorrufen. Von entscheidender Bedeutung sind vermutlich Frequenz (Hz), Belastungs- und Pausendauer (s) sowie die Amplitudenhöhe (mm). Weitere, vergleichende Untersuchungen sind hier vonnöten, um klare Erkenntnisse zu schaffen.

2.2 Erhöhung der Beweglichkeit

Thomas Klyscz (2000) beschreibt in seinem Buch „Stellenwert physikalischer Therapieverfahren bei chronischer Veneninsuffizienz (CVI) und arthrogenem Stauungssyndrom" deutliche Beweglichkeitsverbesserungen im Bereich des oberen Sprunggelenks (OSG). Er verglich unter anderem die Effekte einer klassischen Krankengymnastik (KG) mit der Wirkung der Biomechanischen Stimulation (BMS). In der KG-Gruppe wurden 13 Personen (9♀/4♂) im Alter von 75,2 ± 5,9 Jahren betreut (n = 13).
Eine BMS-Therapie erhielten 11 Patienten (8♀/3♂) im Alter von 72,2 ± 5,4 Jahren. Behandelt wurden insgesamt 15 Beine (n = 15). Alle Patienten litten unter einem arthrogenen Stauungssyndrom. Verglichen wurden neben anderen Effekten die Beweglichkeitszuwächse im oberen Sprunggelenk nach 10 Einzelbehandlungen mit einer Dauer von jeweils ca. 10 Minuten. Abbildung 2.5 zeigt den Beweglichkeitsstatus vor Therapiebeginn bzw. nach Ende der 10 Therapieeinheiten der Gruppen Krankengymnastik und Biomechanische Stimulation.

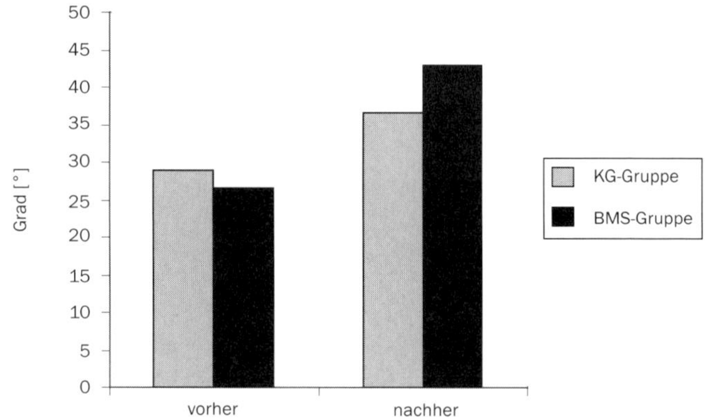

Abb. 2.5
Gelenkbeweglichkeit vor und nach Therapie

Die Abbildung verdeutlicht, dass im Vergleich zur klassischen Krankengymnastik die Gelenkbeweglichkeit mit Hilfe Biomechanischer Stimulation in einem stärkeren Maße verbessert werden konnte. Die Steigerung der OSG-Beweglichkeit war bei der BMS-Gruppe mehr als doppelt so hoch wie in der KG-Gruppe.

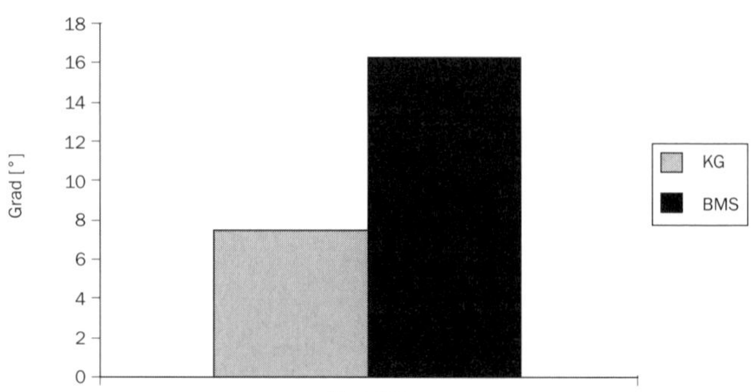

Abb. 2.6
Beweglichkeitssteigerung KG/BMS

Tillaar (2006) konnte ebenfalls in einer Studie die Beweglichkeitsverbesserung bei Vibrationsexposition nachweisen. Er untersuchte 19 Sportstudenten (w = 12/m = 7) und unterteilte diese in zwei Gruppen. Gruppe 1 durchlief ein statisches Stretching mit Vibration, Gruppe 2 fungierte als Kontrollgruppe und trainierte ohne Vibration. Nach einem 5-minütigen Aufwärmtraining standen die Probanden bei einer Frequenz von 28 Hz und 10 mm Hub (peak to peak-Amplitude) jeweils 30 Sekunden auf einer Vibrationsplatte (OMP Riete, Italy). Danach wurde jeweils statisch die hintere Beinmuskulatur (Ischiocrurale Gruppe) dreimal pro Bein gedehnt. Das Training fand dreimal pro Woche über den Zeitraum von einem Monat statt. Abb. 2.7 zeigt den Beweglichkeitszuwachs nach Ende der Studie.

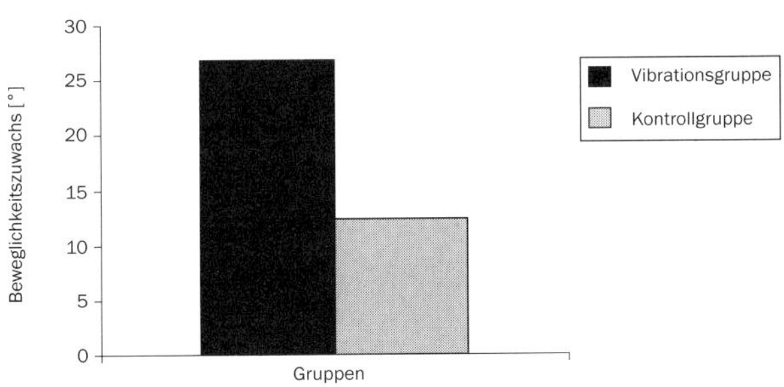

Abb. 2.7
Beweglichkeitszuwachs durch Stretching

Hier ist klar erkennbar, dass vibrationsgestütztes Dehnen einen überlegenen Effekt gegenüber dem rein statischen Dehnen aufweist.

Cardinale/Lim untersuchten 15 untrainierte Personen (2♀/13♂) unter anderem hinsichtlich der Dehnfähigkeit der Beinbeugemuskulatur bei unterschiedlicher Vibrationsfrequenz. Die zwei Gruppen setzten sich wie folgt zusammen:

Gruppe 1:
Niederfrequenzgruppe, n = 8, Alter 21,0 ± 2,2 Jahre, trainierte bei 20 Hz;

Gruppe 2:
Hochfrequenzgruppe, n = 7, Alter 20,4 ± 0,5 Jahre, trainierte bei 40 Hz.

Beide Populationen durchliefen eine einmalige Batterie von 5 x 1 Minute Vibration mit jeweils 60 Sekunden Pause zwischen den Durchgängen. Die gewählte Position auf der Plattform war eine Halbkniebeuge, wobei die Beinbeugemuskulatur die Schwingungen nicht in gedehnter, sondern in angespannter Variante erhielt:

Abb. 2.8
Halbe Kniebeuge

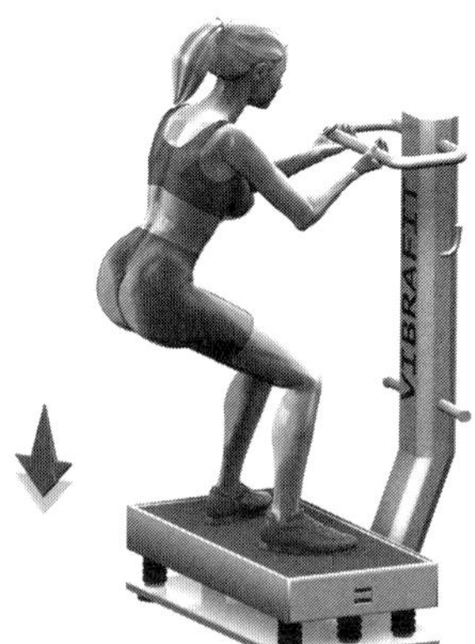

Als Grund für die Wahl dieser Haltung kann das hauptsächliche Untersuchungsziel dieser Studie – Sprungkraft bei *counter-movement-jump* und *squat jump* – angenommen werden. In anderen Arbeiten (z. B. Klysz 2000, Schmidtbleicher 1997) wurde der Beweglichkeitsgewinn der Muskulatur durch Vibrationstraining in gedehnter Position untersucht.

Dies stellt aus meinem Verständnis heraus die sinnvollere Trainingsvariante dar, da eine Beweglichkeitsverbesserung eher durch ein Dehnungstraining als durch ein Kräftigungstraining mit Vibrationen hervorzurufen ist.

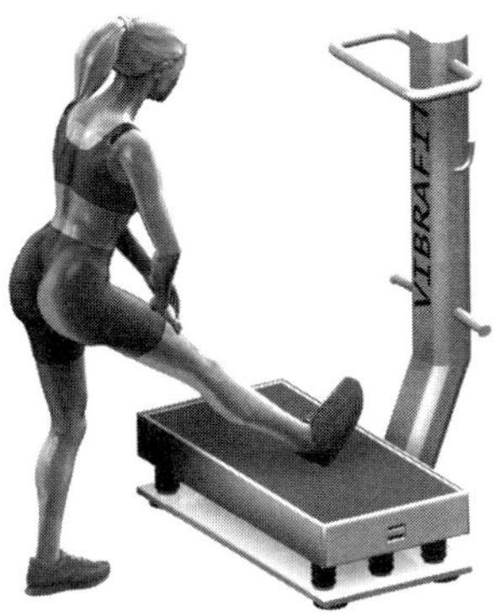

Abb. 2.9
Dehnung
Beinbeugemuskulatur

Zur Bestimmung des Bewegungszuwachses wurde vor und nach Schwingungsexposition ein so genannter *sit-and-reach*-Test herangezogen. Die Testperson sitzt hierfür mit ausgestreckten Beinen flach auf dem Boden. Die nackten Füße haben Kontakt zu einem vor ihr stehenden Kasten, die Knie sind gestreckt. Der Proband beugt seinen Oberkörper langsam und ohne Schwung nach vorne und streckt die Fingerspitzen so weit wie möglich in Kastenhöhe zehenwärts. Die maximale Dehnposition muss zwei Sekunden gehalten werden.
Erstaunlicherweise erhöhte sich nur im niederfrequenten Bereich von 20 Hz die durchschnittliche Beweglichkeit. Der Zuwachs betrug 13,5%. Die Hochfrequenzgruppe verschlechterte sich, allerdings nicht signifikant.
Daraus folgt, dass zum Erreichen einer Beweglichkeitsverbesserung eher niedere Frequenzen unter 30 Hz sinnvoll erscheinen.

Schmidtbleicher gibt hierfür ca. 3500–4000 Einzelreizungen als Zielgröße an, um eine ausreichende Weichstellung der Muskulatur zu gewährleisten.

Abb. 2.10
Beweglichkeitssteigerung
20 Hz/40 Hz

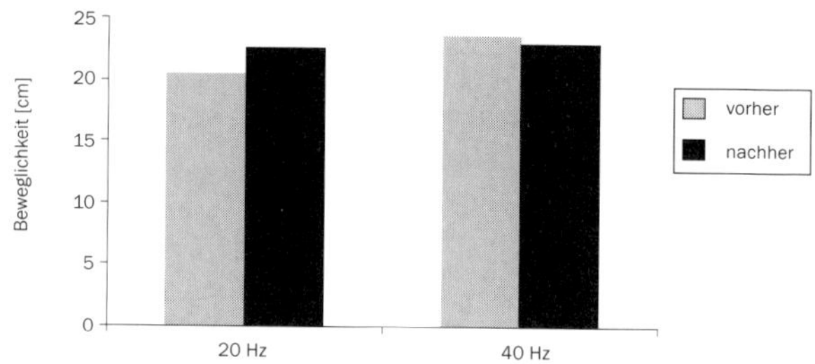

2.3 Verbesserung der Gelenkstabilität

Die Zeitschrift Sportmedizin veröffentlichte 2004 eine interessante Studie von Sommer/Berschin. Die beiden Wissenschaftler untersuchten das Vibrationstraining im Hinblick auf die Gelenkstabilität. Ziel der Untersuchung war die Bestimmung der integrierten Elektromyogramm-Aktivität von Agonist und Antagonist in Abhängigkeit von der Schwingungsfrequenz. Dieser Ansatz ist deshalb einer Überlegung wert, da normalerweise bei Kontraktion des Agonisten der Antagonist reflektorisch gehemmt wird (reziproke Hemmung).
Ein Beispiel: Wird der Ellbogen gebeugt, um eine Hantel anzuheben, wird der M. biceps brachii aktiviert und der M. triceps brachii gehemmt, um einen möglichst geringen Bewegungswiderstand zu erzeugen. Die Koaktivierung von Beuger und Strecker ist aber wichtig für die Stabilität eines Gelenks.
Sind beide Muskeln gleichzeitig angespannt, so stabilisieren sie das System nach dem Prinzip der Gegenspannung, ver-

gleichbar der Takelage bei einem Schiffsmast. In dieser Studie wurden jeweils 15 männliche und weibliche Sportstudenten in einem Durchschnittsalter von 24 Jahren untersucht. Als Vibrationsgerät wurde ein Galileo 900® verwendet. Die Probanden standen mit beiden Beinen bei einem Kniegelenkwinkel von 60° Neutral-Null auf der Plattform. Zusätzlich erhielten sie eine gewichtsbestückte Langhantelstange (50% der Körpermasse).

Folgende Frequenzen wurden untersucht:

0 Hz, 7,5 Hz, 15 Hz, 22,5 Hz und 30 Hz bei einer Amplitude von 7–9 Millimeter.

Insgesamt erfolgten 4 Mess-Serien:

1. u. 2. Serie bei individueller Rumpfhaltung

3. u. 4. Serie bei Becken- und Rumpfaufrichtung durch aktive Anspannung von Bauch- und Gesäßmuskulatur

Die untersuchten Muskeln waren der Kniestrecker (M. rectus femoris) und der Kniebeuger (M. biceps femoris). Die Vibration erfolgte pro Frequenzbereich für 20 Sekunden, die EMG-Ableitung dauerte jeweils 10 Sekunden an.

Die Ergebnisse zeigen einen linearen Zusammenhang zwischen EMG-Aktivität und Vibrationsfrequenz. Die stärksten EMG-Signale wurden bei 30 Hz registriert.
Die Aktivität der einzelnen Muskeln unterschied sich deutlich voneinander. Während die Aktivität der vorderen Oberschenkelmuskulatur vor und nach der Positionsänderung nahezu unverändert blieb, reagierte der hintere Beinmuskel hingegen deutlich auf die Variation der Beckenposition.
Die EMG-Messung zeigte eine signifikante Aktivierungszunahme ($p > 0{,}05$) von der Spontan- hin zur korrigierten Haltung (siehe Abb. 2.11).

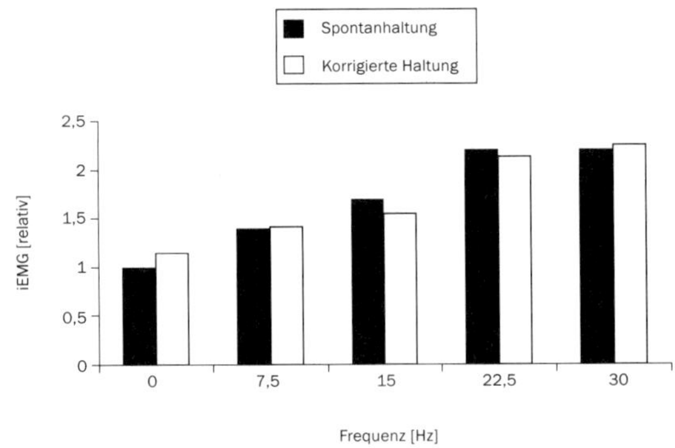

Abb. 2.11
Relative iEMG-Aktivität M. rectus femoris, mod. nach SOMMER/BERSCHIN

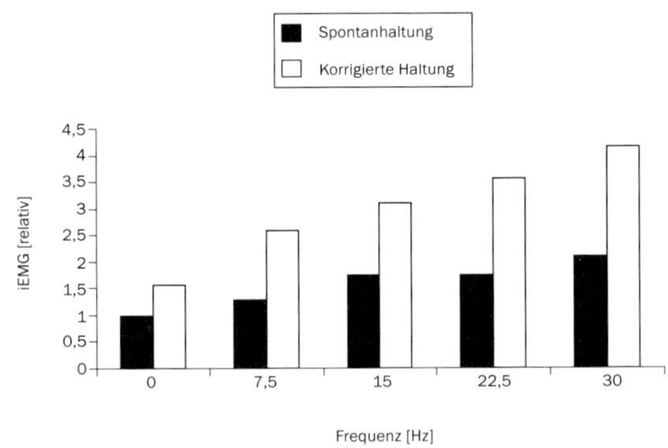

Abb. 2.12
Relative iEMG-Aktivität M. biceps femoris, mod. nach SOMMER/BERSCHIN

Die Studie zeigt in beeindruckender Weise, wie bei gleichen Frequenzen allein durch die Änderung der Körperposition die Effektivität der Übung signifikant verbessert werden kann. In dem untersuchten Fall konnte durch Anspannung der Bauch- und Gesäßmuskulatur und der daraus resultierenden Beckenaufrichtung eine deutlich höhere Aktivierung des Beinbeugers erreicht werden. Es zeigte sich außerdem, dass bei höheren Frequenzen eine insgesamt stärkere Reaktion seitens der Muskulatur auf den Vibrationsreiz zu verzeichnen ist.

2.4 Vermehrte Hormonausschüttung

Hormone (griech. hormãn = in Bewegung setzen) sind biologische Botenstoffe, die an zahlreichen Steuerungsvorgängen im Körper wie Wachstum oder Stoffwechsel beteiligt sind. Ein bekannter Vertreter dieser Kategorie ist z. B. das Adrenalin, verantwortlich für die Engstellung von Blutgefäßen, die Steigerung der Herzfrequenz und die Verstärkung von muskulären Kontraktionen. Hormone erfüllen je nach Situation, in der sich der Mensch befindet, zahlreiche Funktionen (Adrenalinausschüttung bei der ersten Verabredung oder bei einer Zweikampfsituation beim Fußball, Adenosinausschüttung während einer Ruhephase auf der Couch usw.).
Bosco et al. (2000) untersuchten in diesem Zusammenhang die hormonelle Reaktion des Menschen auf eine Ganzkörpervibration.
Getestet wurden 14 Männer in einem Durchschnittsalter von 25 ± 4,6 Jahren. Als Vibrationsplatte kam ein NEMES 30 L zum Einsatz. Die verwendete Frequenz betrug 26 Hz bei einer Amplitude von ± 4mm. Das Studiendesign sah nach einem 5-minütigen Aufwärmen auf einem Fahrradergometer bei einer Geschwindigkeit von 25 km/h die Durchführung von 10 x 60 Sekunden Exposition mit Pausen von gleicher Dauer vor. Eine längere Unterbrechung von 6 Minuten wurde nach einem Block von 5 Vibrationssätzen gewährt.
Zur Feststellung der neuromuskulären Leistungsfähigkeit durchliefen die Probanden folgende Tests:

- *counter-movement jump*
- Beinpresse (maximal dynamisch, 160% des Körpergewichts)
- EMG-Messung von Beinstrecker (M. vastus lateralis)
- EMG-Messung von Beinbeuger (M. rectus femoris)

Testparameter bei der Beinpresse waren:

- Durchschnittsgeschwindigkeit
- Beschleunigung
- Durchschnittliche Kraft
- Maximalkraft

Beide Beine wurden jeweils vor und direkt nach der Vibrationsintervention gemessen.

Folgende Hormonspiegel wurden bestimmt:

- Testosteron
- Wachstumshormon (Somatotropin)
- Cortisol

Testosteron ist dem geneigten Leser sicherlich als männliches Sexualhormon bekannt, das unter anderem eine muskelaufbauende (anabole) Funktion besitzt, indem es die Proteinsynthese in der Arbeitsmuskulatur fördert. Weiterhin begünstigt es das Knochenwachstum durch den vermehrten Einbau von Kalzium und Phosphat (vgl. de Marées, S. 673). Durch entsprechend hohe Dosen kann dieser Aufbau über das natürliche, genetisch bestimmte Maximalmaß hinaus gesteigert werden, was zur Folge hat, dass Testosteron und ihrer Wirkung nach ähnliche Substanzen im Wettkampfsport missbräuchlich zur Leistungssteigerung genutzt werden. Als Grenzwert wird das Verhältnis von Testosteron und Epitestosteron im Urin herangezogen (max. 4:1). Allerdings muss angemerkt werden, dass der Anwender des Vibrationstrainings in keiner Weise gefährdet ist, nach einer Trainingseinheit „positiv“ getestet zu werden, da die erhöhte Testosteronausschüttung kein unphysiologisch hohes Maß erreicht.

Das Wachstumshormon (Somatotropin), auch *human growth hormon* (HGH) oder *growth hormon* (GH) genannt, ist primar für „das Längenwachstum der langen Röhrenknochen in der juvenilen Phase“ verantwortlich (Kern 2002, S. 80).
Zudem wird dem Hormon ein positiver Einfluss auf die Erholungsfähigkeit nach sportlicher Belastung nachgesagt. Bei Unterversorgung mit Somatotropin kommt es zu Kleinwuchs, bei Überproduktion zu Riesenwuchs. Bei Einnahme unphysiologisch hoher Mengen von HGH (→Doping) kann dies zum Weiterwachsen einzelner, noch nicht verknöcherter Areale (Akromegalie) wie z. B. Finger oder Kinn führen.
Im Bodybuilding nutzten Personen illegalerweise den muskelaufbauenden und fettreduzierenden Effekt dieser Substanz für die Umformung ihres Körpers (vgl. de Marées 2002).

Cortisol ist umgangssprachlich auch als Stresshormon bekannt. Es wird vermehrt in bestimmten Situationen wie langandauernder und intensiver sportlicher Tätigkeit ausgeschüttet. Cortisol verfügt über ein breites Wirkungsspektrum und wirkt unter anderem auf verschiedene Stoffwechselvorgänge ein. So erhöht es beispielsweise die Neubildung von Glukose (Glukoneogenese) und den Abbau von Muskelprotein (katabole Wirkung), wobei dieser im Sport unerwünscht ist, da ein Kraftverlust und entsprechend ein geringerer Energieumsatz entstehen kann. Weiterhin wirkt das Hormon entzündungshemmend, weshalb ein Absinken des Spiegels im Blut bei Langzeitausdauerbelastungen mit dem vermehrten Auftreten von Entzündungen (z. B. Achillessehne) in Verbindung gebracht wird wird.

Bosco und seine Mitarbeiter zeigten in ihrer Studie, dass sich die Hormonspiegel vor und nach dem Vibrationstraining hochsignifikant unterscheiden. In Abb. 2.13 ist der Cortisolspiegel im Blut vor und nach der Vibrationsbelastung dargestellt. Klar erkennbar ist ein deutliches Absinken der Konzentration von 682 ± 255 nmol/l auf 464 ± 257 nmol/l.

Abb. 2.13
Cortisolkonzentration im Blut

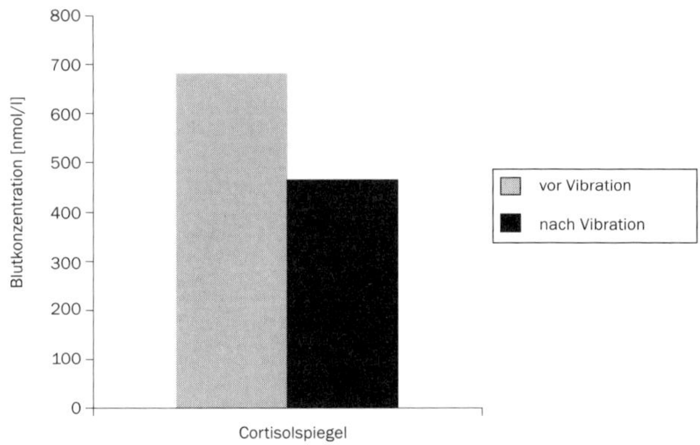

Steigerungen um rund 10% sind beim Testosteron zu verzeichnen:

Abb. 2.14
Testosteronkonzentration im Blut

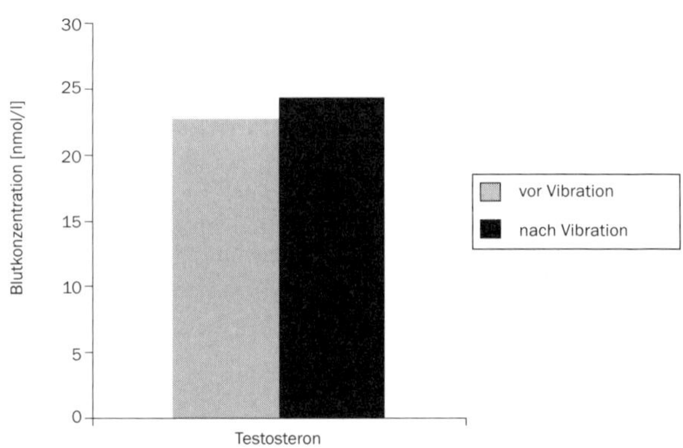

Ein hoher Anstieg ist beim Wachstumshormon (Somatotropin) zu erkennen. Hier erhöht sich der Wert nach der Vibrationsbelastung um den Faktor 4,6 von 6,2 ± 16,2 ng/ml auf 28,6 ± 29,6 ng/ml:

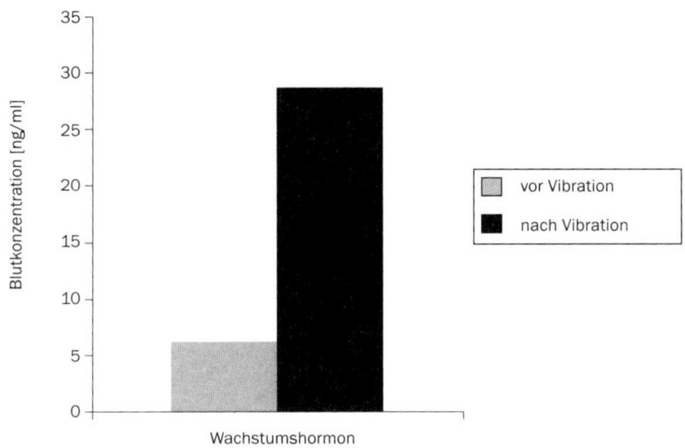

Abb. 2.15
Wachstumshormonkonzentration im Blut

Bosco und seine Mitarbeiter schließen aus der Reduktion des Cortisolspiegels, dass die Vibrationsbelastung keine generellen Stressreaktionen oder hormonellen Veränderungen bezüglich des Cortisols herbeiführt, wie sie bei hochintensiven sportlichen Belastungen zu erwarten wären.

Vibrationstraining ist somit eine wirkungsvolle Maßnahme zur Verbesserung sportlicher Parameter wie Kraft und Beweglichkeit, ohne dabei übermäßige Stressreaktionen des Körpers zu provozieren – eine dosierte Anwendung vorausgesetzt.

2.5 Steigerung der Knochendichte

Unsere Knochen sind der Hauptbestandteil des passiven Bewegungsapparates. Sie stützen uns und ermöglichen unter Einbezug der Arbeitsmuskulatur Bewegungen. Knochen bilden untereinander Gelenkstrukturen und bieten den Sehnen der verschiedenen Muskeln unseres Körpers Ansatzpunkte, um Lageänderungen ausführen zu können. So wird z. B. durch die Anspannung des M. biceps brachii und dem daraus resultierenden Zug seiner Sehne auf den Unterarmkochen (Radius) das Ellbogengelenk gebeugt.

Knochen schützen ferner sensible Strukturen wie Gehirn, Rückenmark und innere Organe vor äußeren Kräften (Sturz, Stoß usw.). Sie sind trotz ihres sehr langsamen Stoffwechsels kein totes Gewebe, sondern ändern auf Grund äußerer und innerer Einflüsse fortwährend ihre Struktur.
Für den fortwährenden Wandel der Knochenstruktur sind zwei Zellarten verantwortlich, die Osteoblasten und die Osteoklasten. Während die Osteoblasten Knochensubstanz aufbauen, bauen die Osteoklasten altes oder zuviel eingelagertes Material wieder ab. Die im Knochen fest eingebauten Osteozyten fungieren als Signalgeber bei Mikrotraumen der Knochenstruktur (micro-cracks), durch die Reparaturprozesse nötig werden. Paul/Schuba beschreiben diesen Vorgang in Anlehnung an Lauritz/Minne (1990) in ihrem Buch „Aktiv contra Osteoporose".

Das Knochengewebe besteht einerseits aus organischen Komponenten wie Kollagen, die der Struktur eine gewisse Flexibilität verleihen. Andererseits sind verschiedene Mineralien wie Kalziumphosphat und -karbonat sowie Magnesium und verschiedene Alkalisalze eingelagert.

Neben einer gesunden, kalziumreichen Ernährung ist vor allem Bewegung mit ausreichend hoher Belastung wichtig für die Knochengesundheit. Wirken größere Kräfte auf unsere Knochen (Springen, Klettern, Tennis usw.), so entstehen Biegemomente auf diese tragenden Strukturen. Zum einen werden die Knochen Kompressionskräften ausgesetzt, z. B. wenn unser Körpergewicht auf ihnen lastet. Zum anderen projizieren die Muskeln über ihre Sehnen Zugkräfte auf die Knochenstruktur, wodurch diese sich minimal verbiegt. Der Grad der Verformung durch mechanische Belastungen wird in µstrain gemessen, wobei 1000 µstrain einer axialen Verformung von 0,1% entsprechen. Der Knochen ist also auf Belastungen angewiesen, um gesund zu bleiben. Abhängig von deren Höhe finden im Knochen unterschiedliche Prozesse statt. Eine Belastung von ~800 µstrain ist Voraussetzung für einen Erhalt an Substanz, auch *remodeling* genannt.
Unser Skelett ist also „belastungspflichtig“, was bedeutet, dass ein Minimum an täglicher Belastung und Verformung nötig ist, um die Struktur dauerhaft zu erhalten. Ab 1600 µstrain kommt es dann zum sogenannten *modeling,* das heißt zu einem reizbedingten Aufbau von Knochensubstanz. Als kritisch gilt eine Belastung über ~17000 µstrain. Ab diesem Wert kann der Knochen brechen. Vgl. Tabelle 2.16:

Tabelle 2.16
Belastungswerte

Belastungswerte

Schwelle für *remodeling*	~800 µstrain
Knochenerhalt	800–1600 µstrain
Knochenaufbau	ab 1600 µstrain
Bruchlast des Knochens	ab ca. 17000 µstrain

Quelle: http://www1.uni-hamburg.de/spomed/scripte_2004/bewegungstherapie_ziegler/Osteoporose_26-05-04.pdf

Abb. 2.17
Knochenstruktur bei Osteoporose

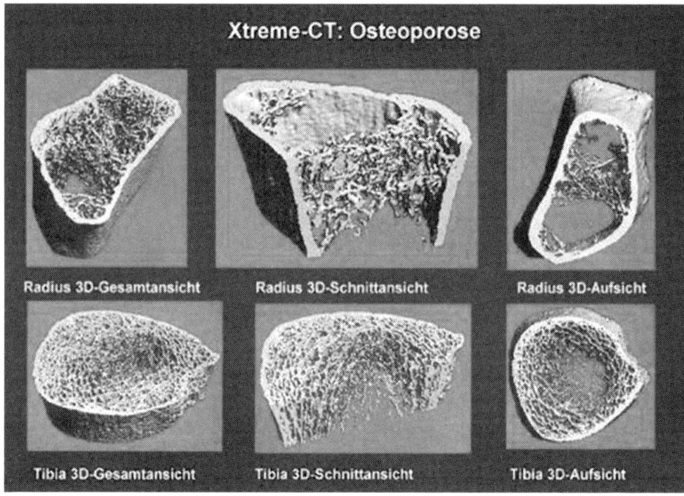

Im ersten Drittel unseres Lebens steigert sich die Knochenmasse kontinuierlich. Die sogenannte *peak bone mass*, das heißt die maximale Knochenmasse, erreicht der Mensch zwischen dem 25. und 35. Lebensjahr. Es folgt eine Plateauphase, in welcher sich aufbauende und abbauende Prozesse ungefähr die Waage halten. Ab dem 35. bis 40. Lebensjahr überwiegen abbauende Vorgänge, wodurch die Knochenstruktur immer weiter reduziert wird. Dies ist ein vollkommen natürlicher Prozess, der bei jedem Menschen abläuft. Leider ist diese Entwicklung der Reduktion von Knochensubstanz individuell unterschiedlich stark. Einige Personen verlieren nur wenig an Substanz (ca. 1% pro Jahr), bei anderen jedoch nimmt der Abbau eine Größenordnung an, die als krankhaft eingeordnet werden muss. Solche Personen leiden unter Osteopenie oder unter Osteoporose.

Als Grundlage für die Einteilung von Patienten hinsichtlich ihrer Knochendichte und der eventuell daraus resultierenden Diagnose Osteoporose gilt laut Weltgesundheitsorganisation (WHO) der Dichtewert einer 30-jährigen Person (T-Wert).

Von dieser Zahl existieren unterschiedlich weit entfernte Standardabweichungen (standard deviation = SD):

WHO-Definition

- Osteopenie (= niedrige Knochenmasse):
  T-Wert von -1.0 bis - 2.5 SD
- Osteoporose (ohne Frakturen):
  T-Wert < -2.5 SD
- Manifeste Osteoporose (mit Frakturen):
  T-Wert < -2.5 SD und Knochenbrüche ohne auslösendes Ereignis wie z. B. Unfall oder Verletzung

Quelle: http://www.orthopaedie-stuttgart.de/de_klinik/special/download/OSTEOPOROSE_181105_01_0_174047_PDF.pdf

Zur Bestimmung eines übermäßigen Abbaus von Knochensubstanz und einer damit einhergehenden erhöhten Frakturgefahr stehen mehrere Untersuchungsverfahren zur Verfügung:

1. Ultraschall
2. DXA bzw. DEXA
3. pQCT
4. Xtreme CT

1. Ultraschall
Bei der Ultraschallmessung werden z. B. Fingerknochen oder Fersenbein untersucht. Diese Methode ist jedoch auf Grund der geringen Aussagefähigkeit veraltet, obwohl sie noch häufig zur Anwendung kommt.

2. DXA bzw. DEXA

DXA bzw. DEXA (dual-x-ray-energy-absorptiometry) ist ein Röntgenverfahren, bei dem der Knochen unterschiedlich starken Strahlungsquellen ausgesetzt wird. Bei einer stärkeren Mineralisierung dringt eine geringere Strahlendosis durch die Knochenstruktur, welche mit Sensoren gemessen wird. Je größer die Differenz, desto stärker ist die Mineralisierung des Knochens. Bis vor kurzem galt diese Methode noch als momentan beste Methode in der Medizin. Nach einem Artikel von Dr. med. Radspieler (2006) vom Osteoporosezentrum München scheint jedoch die Aussagefähigkeit solcher Messungen stark begrenzt zu sein.
(vgl. http://www.osteoporosezentrum.de/presse/BroschuereXtremeCT.pdf)

So bestimmt man mit dem DXA-Verfahren lediglich den Mineralgehalt des Knochens pro Quadratzentimeter. Für die Gesamtfestigkeit sind aber außerdem der strukturelle Aufbau, also die Bälkchenanordnung, und der Anteil organischer Substanzen wie z. B. das Kollagen relevant.
Die Mikroarchitektur lässt sich mit der genannten Methode jedoch nicht darstellen.

3. pQCT

Die Abkürzung pQCT steht für periphere quantitative Computer-Tomographie. Hier wird der Körper mittels eines schmalen Röntgenstrahls in einzelnen dünnen Schichten durchleuchtet. Diese können dann mit Hilfe eines Computers aufgearbeitet und zu einem dreidimensionalen Bild zusammengesetzt werden. Anhand der Abschwächung der Röntgenstrahlen können dann Rückschlüsse auf die Mineralisierung der Knochen gezogen werden. (vgl. http://www.netdoktor.de/ratschlaege/untersuchungen/knochenscanning_osteoporose.htm)

4. Xtreme CT
Ein hochmodernes Verfahren, das erst seit 2005 in Deutschland zur Anwendung kommt, ist die hochauflösende Mikro-CT (XtremeCT). Mit dieser Untersuchungsmethode können Mediziner neben der Bestimmung des Mineralgehalts vor allem die Mikroarchitektur der Knochenbälkchen bildlich darstellen. Dadurch können wesentlich bessere Diagnosen im Hinblick auf eine mögliche Osteoporoseerkrankung erstellt werden. Auf diese Weise sind quasi virtuelle Knochenbiopsien durchführbar, das heißt der Einblick z. B. in einen Wirbelkörper ist möglich, ohne dabei den Patienten aufschneiden zu müssen. Leider existieren bisher nur wenige Zentren in Deutschland (z. B. München), in denen solche Diagnostiken angeboten werden.
(vgl. http://www.osteoporosezentrum.de/presse/BroschuereXtremeCT.pdf)

Wie bereits zu Beginn dieses Kapitels erwähnt, sind Bewegung und die daraus resultierende mechanische Belastung für den Knochenaufbau bzw. -erhalt von grundlegender Bedeutung. Insofern stellt sich die Frage, ob nicht auch ein Vibrationstraining zu diesem Ziel beitragen kann.
Um dieser Fragestellung nachzugehen, untersuchten Siegrist et al. (2006) drei Gruppen von insgesamt 69 postmenopausalen Frauen. Eine Gruppe von ihnen nahm lediglich an einer zweimal pro Woche stattfindenden Wirbelsäulengymnastik (je 45 min) teil (n = 17).
Die zwei weiteren Gruppen durchliefen zusätzlich in gleicher Häufigkeit ein Vibrationstraining (n = 23) bzw. ein konventionelles Krafttraining (n = 29).
Das Vibrationstraining wurde auf einer Galileo2000™-Platte durchgeführt. Die Frauen übten in einer Kniebeugeposition bei 26 Hz und einer Amplitude von 10–15 mm. Zur Belastungssteigerung verwendeten die Probanden eine Gewichtsweste, womit 20–25 Kniebeugen bis zur subjektiven

Muskelermüdung in einem Zeitraum von 3 Minuten absolviert wurden. Zusätzlich erfolgte ein Training (Bizepscurl mit Nackendrücken) mit einer Vibrationshantel (Galileo100™). Das Gewicht wurde im Verlauf der Studie soweit gesteigert, dass maximal 8–12 Wiederholungen zu erreichen waren. Es erfolgte ein Satz pro Gerät.

Das konventionelle Krafttraining bestand aus je einem Satz folgender Übungen:

- Latziehen (Hinterkopfziehen)
- Ruderzug
- Brustdrücken
- Rückenextension
- Bauchflexion
- Beinabduktion
- Beinadduktion
- Beinpresse

Die Gewichtslast wurde so gewählt, dass sie etwa 60–80% der dynamischen Maximalkraft (1 RM) entsprach. So konnten die Probanden während des Trainings 8–12 Wiederholungen mit den jeweiligen Gewichten ausführen. Das gesamte Training erstreckte sich über einen Zeitraum von 12 Monaten.
Zum besseren Verständnis sei erklärt, dass 1 RM für *repetition maximum* steht, also für ein maximal hohes Gewicht, welches 1 mal dynamisch gehoben werden kann.

Den Knochenmineralgehalt in den Bereichen Lendenwirbelsäule (LWK 2–4) und Oberschenkelhals bestimmten die Wissenschaftler mittels DXA-Messung.
Zusätzlich wurde die Knochendichte mittels pQCT am Unterarm (Radius) und Schienbein (Tibia) untersucht.
Es zeigte sich sowohl bei der Krafttrainingsgruppe als auch

bei der Vibrationsgruppe eine verstärkte Mineralisierung des Knochens. Dies betraf jedoch nicht die Wirbelsäulenregion. Darüber hinaus konnte die maximale dynamische Kraft bei allen drei Gruppen deutlich gesteigert werden:

Vibrationsgruppe	+ 53,7%
Krafttrainingsgruppe	+ 50,1%
WS-Gymnastikgruppe	+ 21,9%

Eine weitere Studie zum Thema Osteoporoseprävention wurde von Verschueren et al. (2004) durchgeführt. 70 postmenopausale Frauen, aufgeteilt in drei Gruppen, nahmen über einen Zeitraum von 24 Wochen an der Untersuchung teil. Die Aufteilung sah eine Krafttrainingsgruppe (n = 22), eine Vibrationsgruppe (n = 25) und eine Kontrollgruppe (n = 23) vor.

Die Vibrationsgruppe absolvierte folgende Übungen:

- Kniebeuge
- tiefe Kniebeuge
- breitbeiniger Stand
- einbeinige Kniebeuge
- Ausfallschritt (einbeiniger Kontakt zur Platte)

Der Trainingsumfang wurde in folgenden Parametern erhöht:

- Vibrationsdauer pro Übung
- Anzahl der Sätze pro Übung
- Anzahl der verschiedenen Übungen

Eine Intensivierung des Trainings wurde erreicht durch:

- die Verkürzung der Pausendauer zwischen den Übungen
- die Erhöhung der Schwingungsamplitude (1,7mm → 2,5 mm)
- die Steigerung der Vibrationsfrequenz (35 Hz → 40 Hz)
- die Bevorzugung einbeiniger Übungsvarianten

Die Gesamttrainingsdauer betrug mit Aufwärmen ca. 30 Minuten.

Die Krafttrainingsgruppe durchlief ein Beinmuskeltraining (Beinstrecker und Beinpresse), das in den ersten 14 Wochen mit 20 Wiederholungen und 2 Sätzen bis zur subjektiven Muskelerschöpfung durchgeführt wurde. Im weiteren Verlauf erhöhten sich die Widerstände, so dass nur noch 15, 12, 10 und am Ende lediglich 8 Wiederholungen realisiert werden konnten. Die Gesamttrainingszeit belief sich auf ca. 60 Minuten. Beide Gruppen durchliefen je 3 Übungseinheiten pro Woche. Die Kontrollgruppe wurde angehalten, ihr normales alltägliches Bewegungspensum unverändert beizubehalten.
Am Ende der sechs Monate untersuchten die Wissenschaftler bei allen drei Gruppen den Mineralgehalt der Hüfte und des Gesamtkörpers mittels DXA:

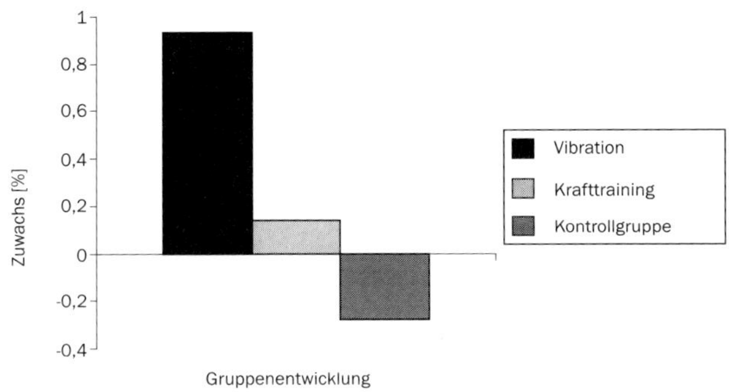

Abb. 2.18
Entwicklung der Knochenmineralisierung (Hüfte)

Die deutliche Steigerung des Knochenmineralgehalts im Vergleich zur vorangegangenen Studie könnte mit der Gesamtvibrationsdauer zusammenhängen. In der erstgenannten Untersuchung wurde lediglich zur Wirbelsäulengymnastik eine Zusatzeinheit von je 3 Minuten Ganzkörpervibration und ein Satz mit der Hantel (8–12 Wiederholungen) durchgeführt. Im Gegensatz dazu absolvierten die Probanden in der zweiten Studie ein reines Vibrationstraining mit einer Belastungsdauer von 30 Minuten (inklusive Auf- und Abwärmen).

Eine weitere nennenswerte Studie ist die Untersuchung von Rubin (2004), die von Huber (2006) in seinem Artikel „Vibrationstraining in der Sporttherapie“ zitiert wird. Darin wurden 70 postmenopausale Frauen über einen Zeitraum von 12 Monaten zweimal 10 Minuten pro Tag einem sanften Vibrationstraining unterzogen. Die Belastung lag bei 30 Hz und verschwindend geringen 0,3g. Zur Erinnerung: Beim Heruntersteigen einer Treppe können bereits 1,5g entstehen. Deshalb konnten vermutlich auch keine Zuwächse, sondern lediglich ein Erhalt der Knochenmineralisierung erreicht werden.

In einer Untersuchung von Gilsanz et al. (2006) trainierten 48 15–20 Jahre alte Mädchen bzw. Frauen, die über eine geringe Knochenmineralisierung verfügten und mindestens eine Knochenfraktur erlitten hatten, täglich 10 Minuten bei 30 Hz und einer Belastung von ebenfalls 0,3g. Es konnten nach Abschluss der Studie keine signifikanten Unterschiede hinsichtlich der Knochenmineralisierung festgestellt werden. Die letzten beiden Studien verwendeten allerdings Geräte, welche sich in der Höhe des mechanischen Hubs deutlich von den momentan auf dem Markt befindlichen Vibrationsplatten unterscheiden. Zwar wurde als Frequenz ebenfalls 30 Hz angeben, jedoch bei einer Amplitude von weniger als 50µm, was 0,05mm entspricht.

Rubin und Gilsanz verfolgen hier einen anderen Ansatz in Bezug auf die Nutzung von Vibrationen für den Erhalt oder die Steigerung von Knochensubstanz. Ihre Vorgehensweise zielt nicht auf eine mechanische Belastung des Knochens ab (Mechanostat), sondern auf eine gezielte Erhöhung des Knochenstoffwechsels mittels hochfrequenter Mikrovibration. Hierzu gibt es leider nur sehr wenige Studien mit signifikanten positiven Ergebnissen, um eine verlässliche Aussage über die Wirksamkeit treffen zu können.

2.6 Schmerzlinderung

Eine besonders erfreuliche Wirkungsweise von Ganzkörpervibration ist die Schmerzlinderung. Huber (2006) nennt in seinem Beitrag „Vibrationstraining in der Sporttherapie“ bezüglich der schmerzlindernden Wirkung von mechanischen Schwingungen einen Artikel von Mortimer Granville.

Granville setzte bereits 1881 Vibrationen vor diesem Hintergrund ein. Das Wissen über diesen Effekt existiert also bereits seit über 120 Jahren. Nur ist die genaue Wirkungsweise bis heute ungeklärt.

In meiner praktischen Arbeit ist mir bislang eine Vielzahl von Fällen begegnet, bei denen ein Vibrationstraining mit dem Ziel der Schmerzminderung zu bemerkenswerten Erfolgen führte. Hier einige Beispiele:

1. Einer meiner Kunden litt seit drei Wochen unter einer akuten Achillessehnenentzündung, die sich trotz lokaler Cortisonanwendung (Spritzentherapie durch den behandelnden Orthopäden) nicht besserte. Ich beschrieb dem Patienten die Wirkungsweise von Vibrationstraining und klärte ihn über die Kontraindikationen auf. Danach führten wir verschiedene Übungen auf der Platte durch. Bei einer Trainingsdauer von insgesamt ca. 6 Minuten (drei verschiedene Übungen) bei zweimaliger Anwendung pro Woche verschwanden seine Beschwerden bereits nach 6 Trainingseinheiten.

2. Eine Frau hatte durch einen Autounfall eine Sprunggelenkfraktur erlitten. Seither klagte sie über Schmerzzustände, die medikamentös behandelt werden mussten. Nach drei Wochen Vibrationstraining (2–3mal pro Woche bei einer Schwingungsexposition von je 8 Minuten) konnte sie die Schmerzmittel absetzen.

3. Ein Kunde kam frühmorgens zu mir und berichtete von einer schlaflosen Nacht, bedingt durch einen akuten Hexenschuss. Er hatte zuhause eine volle Getränkekiste weit entfernt vom Körper (großer Lastarm) von unten links nach oben rechts gehoben. Diese Hebebewegung ist biomechanisch so ungünstig verlaufen, dass eine Torsion der Wirbelsäule ent-

stand. Danach begab er sich in ein Bistro, um einen Freund zu treffen. Während des Gesprächs am Tresen touchierte er mit seinem Ellbogen ein hinter ihm stehendes Glas, das zu kippen drohte. Das konnte er jedoch durch eine ruckartige Drehung des Oberkörpers und ein beherztes Zupacken verhindern. In unfreiwillig gebückter Haltung verließ er nun das Bistro. Nach zwei Wochen Vibrationstraining einhergehend mit medikamentöser und aparativer Therapie (sanftes Krafttraining) konnten die Schmerzen deutlich reduziert werden.

4. Abschließend möchte ich noch das Beispiel eines Kunden anführen, der durch einen Arbeitsunfall eine starke Quetschung der Sehnen bzw. Sehnenscheiden im rechten Handgelenk erlitten hatte, weil ihm ein schwerer Gegenstand auf den rechten Unterarm gefallen war. Nach der ärztlichen Versorgung – Salbenverband und Ruhigstellen des Handgelenks mittels Bandage – wurden einen Monat nach dem akuten Trauma mehrere Vibrationseinheiten durchgeführt, die zu einer deutlichen Schmerzlinderung und Beweglichkeitsverbesserung führten.

Natürlich sind diese Beispiele nur Einzelfallbeschreibungen, die keine allgemeingültige Aussage über die schmerzlindernde Wirkung von Vibrationen zulassen. Allerdings sind die beschriebenen Effekte deshalb nicht weniger bemerkenswert. Durch meine Schulungstätigkeit im Bereich Vibrationstraining bekomme ich auch von zahlreichen Anbietern und Endverbrauchern positive Rückmeldungen bezüglich der schmerzlindernden Wirkung der Platten.

Auch das vielfach beschriebene „Volksleiden“ Rückenschmerzen kann durch mechanische Schwingungen wirkungsvoll therapiert werden, was in einer Studie von Rittweger et al. (1999) nachgewiesen werden konnte:

Die Wissenschaftler untersuchten hinsichtlich Schmerzreduktion die Wirkung von Rückenkrafttraining und Vibrationstraining. 60 Probanden (51,7 ± 5,8 Jahre) nahmen an dem 12 Wochen dauernden Training teil. Eine Gruppe trainierte auf dem Galileo 2000® bei einer Frequenz von 36 Hz und einer maximalen Amplitude von 6 mm. Die zweite Gruppe übte an einem Rückenstreckergerät (LE Mark1, MedX Gainesville, Florida, USA), welches einigen Lesern vielleicht aus einem „Kieser™"-Fitnesscenter bekannt ist. Dort wird das Gerät für einen gezielten Kraftaufbau der unteren Rückenmuskulatur (M. erector spinae) eingesetzt. Zusätzlich wurden innerhalb der Studie noch eine Bauchübung (Sit-ups) und eine Beinübung (Beinpresse) absolviert. Alle Probanden vermerkten ihr subjektives Schmerzempfinden alle zwei Wochen auf einer Skala von 0 = schmerzfrei bis 10 = maximaler Schmerz (pain relief visual analog scale, P-VAS).

In beiden Gruppen zeigte sich nach Abschluss der Studie eine signifikante Reduktion des subjektiven Schmerzempfindens, wobei keine Unterschiede hinsichtlich der angewandten Methode (Krafttraining vs. Vibrationstraining) festzustellen waren. Interessant wäre an dieser Stelle ein Vergleich der einzelnen Methoden mit einer Kombination aus beiden, um zu sehen, ob Synergieeffekte bestehen.

Auch bei muskulären Verspannungen ist das Vibrationstraining eine effektive Methode zur Schmerzlinderung. Durch die mechanischen Schwingungen kann die Muskulatur ausgesprochen gut entspannt werden. Dies hat zur Folge, dass die Wirkung des Vibrationstrainings dem Effekt bei statischer Dehnung in diesem Zusammenhang deutlich überlegen ist. Für eine ausreichende Weichstellung (Relaxation) des Muskels haben sich folgende Parameter bewährt: 3500 bis 4000 Einzelreize ermüden die Muskelspindel dauerhaft für mindestens 30 Minuten. 25–30 Hz sind ausreichend für eine Weichstellung. Cardinale/Lim (2003) bemerken zu diesem Thema: *„[...] höhere Frequenzen haben keinen besseren Effekt, bei 40 Hz verschlechtern sich die Dehneffekte.“*

2.7 Balance und Sturzprävention

Balance und sicheres Bewegen sind insbesondere im Alltag von Senioren bedeutende Faktoren, da sich das Risiko für Stürze auf Grund abnehmender Muskelmasse und geringer werdender Kraft erhöht – mit schwerwiegenden Folgen: Nach Runge et al. (2000) sind mehr als 90% der Hüftfrakturen das direkte Resultat eines Sturzes, der durch verschiedene Parameter begünstigt werden kann.
Situative Faktoren, wie z. B. das einfache Gehen und Treppensteigen, das Aufstehen von einem Stuhl, das An- und Ausziehen von Kleidung oder das Baden in der Badewanne können ein Fallen begünstigen. Das Sturzrisiko erhöht sich zudem durch muskuläre Schwäche, Gelenkfehlstellungen, Gleichgewichtsstörungen oder Fehlfunktionen im zentralen Nervensystem. Plötzlich auftretende Schwindelgefühle oder akute Kreislaufschwäche sind im Gegensatz zu externen Faktoren wie Untergrund (Teppich/Steinfußboden/Kacheln), Schuhwerk, Beleuchtung, Hindernisse (z. B. auf dem Boden liegende Gegenstände) oder Umweltgefahren (Glatteis, feuchter Untergrund, Laub usw.) nur in wenigen Fällen ursächlich für ein Sturzphänomen verantwortlich.
Die entstehende Energie bei einem Sturz aus dem Stand, die unter anderem von Körpergröße und Gewicht der jeweiligen Person abhängt, überschreitet laut Runge et al. (2000) den Frakturgrenzwert eines Oberschenkelknochens einer älte-

ren Person in hohem Maße. Die Wissenschaftler gehen von einem Energiewert in einer Größenordnung von 3500 bis 12000 Newton aus, der ausreicht, um den Oberschenkelknochen eines jeden 70-Jährigen brechen zu lassen, egal ob dieser unter Osteoporose leidet oder nicht.
Aus diesem Grund erscheint das Bestreben, Stürze von vornherein zu vermeiden, einleuchtend. Dass diese Bemühungen allein jedoch nicht ausreichen können, versteht sich beinahe von selbst, schließlich entstehen Stürze, wie bereits angedeutet, sehr häufig aus alltäglichen Handlungen heraus. Demnach ist es von entscheidender Bedeutung, präventiv zu arbeiten.
Aus diesem Grund untersuchten Runge et al. (2000) bei 212 älteren Frauen und Männern das Aufstehen von einem Stuhl (*chair-rise*-Test). Bei diesem Test galt es für die Probanden, von einem haushaltsüblichen Stuhl (Höhe 46 cm) ohne Zuhilfenahme der Arme fünfmal hintereinander so schnell wie möglich aufzustehen. Was für jüngere Menschen normalerweise kein Problem darstellt, kann für ältere Personen sowohl seitens der Kraft als auch seitens der Balance zu einer echten Herausforderung werden.
Das Trainingsprotokoll sah ein dreimaliges Training pro Woche bei 3 x 2 Minuten Vibration (27 Hz bei 7–14mm Hub) vor.
Nach zwei Monaten wies die Vibrationsgruppe eine Verbesserung von 18% im *chair-rise*-Test auf. Die Kontrollgruppe zeigte hingegen keine signifikante Verbesserung.

Torvinnen et al. (2002) testeten bei 35 Frauen und 21 Männern im Alter von 19–38 Jahren ebenfalls das Balanceverhalten nach Vibrationstraining. Der Untersuchungszeitraum erstreckte sich über vier Monate bei 3–5maligem Training pro Woche für je 4 Minuten. Die Übungsfrequenzen erstreckten sich von 25–40 Hz bei je einer Minute Belastungsdauer.

Nach Abschluss der Studie konnten – im Gegensatz zu den Senioren der vorangegangenen Studie – bei den erwachsenen Probanden keine signifikanten Verbesserungen festgestellt werden.

Zusammenfassung

Das Vibrationstraining kann auf zahlreichen Gebieten zu deutlichen Erfolgen führen. Besonders bei untrainierten und älteren Personen sind deutliche Leistungssteigerungen zu verzeichnen. Doch auch im Kraftbereich sind die Zuwächse dem konventionellen Krafttraining teilweise überlegen. Ferner stellt das Vibrationstraining eine interessante Alternative zu konventionellen Methoden wie z. B. der Wirbelsäulengymnastik hinsichtlich einer Erhöhung der Knochenmineralisierung dar.
Wie an anderer Stelle bereits angedeutet wurde, kann es jedoch nicht darum gehen, sich absolut für die eine oder die andere Trainingsvariante zu entscheiden. Vielmehr muss die Ergänzung bereits bestehender Trainings- und Therapieformen durch Vibrationstechnologie angestrebt werden, um für Körper und Gesundheit die optimalen Resultate zu erzielen.

3. Sicherheitsaspekte und Kontraindikationen

Wie bei jeder anderen Trainingsvariante gibt es auch beim Umgang mit Vibrationstraining in puncto Sicherheit einiges zu beachten. Fakt ist: Bei unsachgemäßer Anwendung können erhebliche Schäden für den Organismus des Trainierenden entstehen. Deshalb sollte das Training in jedem Fall durch einen qualifizierten Trainer überwacht werden.
Dieses Kapitel widmet sich den potentiellen Risiken im Umgang mit Vibration und erklärt, wie diese zu minimieren und vermeiden sind.

3.1 Risiko Frequenz

Aus der Arbeitsmedizin ist bekannt, dass mechanische Schwingungen negative Auswirkungen auf den menschlichen Körper haben, wenn Grenzwerte bezüglich Dauer, Intensität, Frequenz und Amplitude überschritten werden. Beispielsweise können Vibrationen das Gleichgewichtssystem des Menschen derart überlasten, dass als Folge eine ausgeprägte Übelkeit auftreten kann, sogenannte *motion sickness* (vgl. Griffin 1996). Die Ursache dafür ist vermutlich ein überproportional starkes Mitschwingen des Kopfes. Dadurch ist die Hörschnecke im Innenohr, in der sich der Gleichgewichtssinn (Vestibularorgan) befindet, starken, sich wiederholenden Beschleunigungskräften ausgesetzt. Dies führt letztlich zu einer Überreizung der Sinneszellen. Mit diesem Phänomen vergleichbar ist die Übelkeit bei einer Schiffsfahrt mit hohem Wellengang.
Wesentlich bedenklicher sind die Auswirkungen nicht ausreichend gedämpfter Vibrationen auf die inneren Organe. Es ist bekannt, dass der menschliche Körper und seine Teilbereiche (Muskeln usw.) selbst schwingen.

Treffen nun Vibrationen der gleichen Frequenz auf diese Areale, so kann es zu Begleiterscheinungen bis hin zu „Resonanzkatastrophen“ kommen (siehe Kap. 2). Das bedeutet im schlimmsten Fall ein so starkes Aufschwingen eines Körperbereichs, dass dieser auf Grund der immer weiter wachsenden Amplitude unter Umständen geschädigt werden kann.

Folgende Resonanzbereiche sind für folgende Körpersysteme als kritisch anzusehen:

~ 8 Hz für innere Organe und die Wirbelsäule
~ 18 Hz für das Gehirn
~ 20 Hz für das Auge

Diese Frequenzen sollten bei gleichförmiger (sinusoidaler) Schwingung dann gemieden werden, wenn eine ausreichende Dämpfung auf Grund der Übungsausführung (z. B. sitzend auf der Platte) oder auf Grund einer einhergehenden Kontraindikation (schwere Form von Diabetes mellitus) nicht garantiert werden kann. Bei randomisierten, stochastischen Vibrationen bestehen in diesem Zusammenhang keine Bedenken, da der ständige Frequenzwechsel ein Aufschwingen von Körperteilsystemen ausschließt. Hierbei handelt es sich um Schwingungen mit ständig variierender Frequenz, wie beim SRT® verwendet.

3.2 Sicherheitsüberlegungen

Die Deutsche Sporthochschule Köln veröffentliche 2003 zu dem Thema Frequenzbereiche eine Studie unter dem Titel „Sicherheit und Leistungsoptimierung im Vibrationstraining“.

Darin wurde der Übertragungsfaktor (transmission factor) von mechanischen Schwingungen zwischen Vibrationsplatte und Kopf untersucht.
Die Arbeitsgruppe testete Frequenzbereiche zwischen 5 und 25 Hertz bei einer Amplitude von 2,5 mm.
Die Probanden (n = 30) standen mit einem Zusatzgewicht von 30% ihrer Körpermasse beidbeinig in Kniebeugeposition für jeweils 30 Sekunden auf einer Vibrationsplatte (Galileo 2000, Fa. Novotec, Pforzheim). Danach erfolgte eine Pause von jeweils einer Minute.
Um den Übertragungsfaktor bestimmen zu können, wurden Beschleunigungssensoren am Kopf des Probanden und an der Standplatte angebracht. Zusätzlich sind bei den Versuchspersonen die durch die Vibration ausgelösten Muskelaktionen aufgezeichnet worden. Das hierbei verwendete Verfahren nennt man Elektromyogramm (EMG). Ähnlich der Verfahrensweise eines Elektrokardiogramms (EKG) beim Arzt werden bei dieser Methode über Hautelektroden elektrische Ströme der erregten Muskelfasern gemessen.
Die bei dieser Studie untersuchten Bereiche waren die Unter- und Oberschenkelmuskulatur (m. tibialis anterior, m. gastrocnemius und m. vastus medialis, m. bizeps femoris) und der Nackenstrecker (m. sternocleidomastoideus).
Wünschenswert wäre eine hohe Aktivierung der Beinmuskulatur bei einer geringen oder sogar ausbleibenden Aktivierung der Nackenmuskulatur. Damit könnte ein hoher Trainingseffekt mit einem Maximum an Sicherheit und Komfort erreicht werden. Denn sollte neben der Zielmuskulatur im Beinbereich auch die Nackenmuskulatur nachweislich aktiviert werden, so ist von einer starken Kopfschwingung auf Grund einer hohen Vibrationsübertragung auszugehen. Dieser Effekt wäre in diesem Zusammenhang ungewollt, da Schwingungen im Kopf sehr unangenehm sein können.

Der Übertragungsfaktor (TF) ergibt sich aus dem Quotienten von „Beschleunigung Kopf (RMS head)“ und „Beschleunigung Platte (RMS platform)“:

$$TF = \frac{RMS_{(head)}}{RMS_{(platform)}} \quad \text{(Mester et al. 2003)}$$

Werte < 1 entstehen dann, wenn die eingeleitete Schwingung vom Körper gedämpft werden kann. Umgekehrt verhält es sich bei Werten > 1. Hier sprechen die Autoren Mester und Kleinöder von „Anregung in Resonanzbereichen“ (Kleinöder/ Mester: Sicherheit und Leistungsoptimierung im Vibrationstraining, BISP-Jahrbuch 2003, S. 254). Das bedeutet, dass die Vibrationen dieselbe oder annähernd gleiche Frequenz haben wie Teilbereiche des Körpers. Dadurch wird ein Aufschwingen provoziert, das sich bis in den Kopf fortpflanzt. Dieser Effekt ist beim Vibrationstraining unerwünscht.
Werte = 1 sind ein Indikator dafür, dass der Körper als starre Masse reagiert und Schwingungen ohne dämpfenden oder verstärkenden Effekt vollständig weiterleitet. Für die Praxis bedeutet das, dass ein geringer Übertragungsfaktor hin zum Kopf wünschenswert ist, um den Nutzer vor etwaigen negativen Effekten wie Unwohlsein oder verzögerter Wahrnehmung zu schützen.

In dieser Studie zeigte sich unisono, dass bei steigender Frequenz der Vibrationsplatte die Muskelaktivität größer, jedoch der Übertragungsfaktor TF kleiner wurde. Dieser Effekt lässt sich mit einer besseren Dämpfungsfähigkeit des Körpers und dem Ausbleiben von Resonanzeffekten ab einer Hertzzahl von > 20 erklären. Die höchsten muskulären Effekte im Beinbereich ließen sich anhand der EMG-Kurve bei 25 Hz nachweisen. Der Transmissionsfaktor war hier am geringsten.
In diesem Zusammenhang verweisen die Autoren auf eine

Untersuchung von Spitzenpfeil (2000). Dieser kam bei ähnlichem Versuchsaufbau zu wesentlich höheren Übertragungseffekten hinsichtlich der eingeleiteten Schwingungen.

Mester et al. (2003) sehen das höhere Zusatzgewicht als mögliche Ursache dafür an. Für die Studie von Spitzenpfeil wurden Personen ausgewählt, die bereits leistungssportmäßig trainiert waren (3x Training pro Woche und mehr). Mester et al. halten es für schwer realisierbar, eine maximale Dämpfung der Vibrationen bei dieser hohen Anspannung der Haltemuskulatur, die sich durch die Zusatzmasse ergeben hat, bewerkstelligen zu können. Trotzdem zeigen beide Studien einhellig, dass bei den niedrigen Frequenzen die höchsten Transmissionen zu registrieren sind. Die Autoren kommen zu dem Schluss, dass im Freizeit- und Breitensportbereich ein Vibrationstraining nur nach einer vorausgehenden Gewöhnungsphase und mit einer kurzen Trainingsdauer sinnvoll zu sein scheint.

Ein weiterer Effekt von dauerhaft eingeleiteten Schwingungen ist das sogenannte primäre „Raynaud-Syndrom" oder das Phänomen der vibrationsinduzierten weißen Finger (vibration induced white finger, Griffin 1996). Es kann dann auftreten, wenn ein Mensch Monate oder gar Jahre lang mehrere Stunden pro Tag einer ständigen Vibration ausgesetzt ist. Durch die Vibrationen kann das Blut nicht ausreichend in den Gefäßen zirkulieren. In extremen Fällen kommt es zu einem vollständigen Erliegen des Blutflusses, wodurch die Haut weiß wird.
Dieses Syndrom kann z. B. ein Bauarbeiter bekommen, der ständig mit einem Presslufthammer arbeitet. Der Presslufthammer vibriert mit einer großen Amplitude von mehreren Zentimetern und einer geringen Hertzzahl von 22,5 Hz, also genau in den oben beschriebenen Bereichen mit einer ho-

hen Übertragung (Transmission). Aus diesem Grund zählt das Phänomen auch zu den anerkannten Berufskrankheiten dieser Branche.
Künstlich erzeugte Vibrationen im Sportbereich sind daher nur bei kurzer Anwendungsdauer als relativ sicher, effektiv und zweckmäßig einzustufen. Lange Trainingseinheiten von mehreren Stunden schließen sich durch die massiv auftretende Weichstellung der Muskulatur und der sich mit hoher Wahrscheinlichkeit einstellenden Übelkeit von vornherein aus.

Zusammenfassend kann gesagt werden, dass Schwingungen mit dem Ziel einer Leistungssteigerung oder einer verbesserten Regeneration durchaus erwünscht sind, sofern sie in den Zielbereichen des Körpers auftreten, z. B. in der Muskulatur oder in den Gelenken. Ein starkes Vibrieren des Kopfes ist dagegen unter allen Umständen zu vermeiden, da sonst die beschriebenen Komplikationen wie *motion sickness* usw. auftreten können. Darüber hinaus gilt es, außer bei stochastischen Schwingungen, darauf zu achten, nicht in den körpereigenen Resonanzbereichen (Schwingungsfrequenz) zu arbeiten, um mögliche Gesundheitsrisiken auszuschließen.
Fakt ist: Nicht jede Form von Schwingung ruft umgehend negative Effekte hervor. Die bedeutendsten Parameter hierfür sind Amplitude und Frequenz. Bei hohen Frequenzen oder großen Amplituden wird viel Energie von der Schwingungsplatte in den Körper übertragen. Aus diesem Grund arbeiten die meisten kommerziellen Platten im Fitnessbereich mit geringen Auslenkungen (2–4mm). Daneben sind aber auch eine optimale Dämpfung (gebeugte Gelenke), eine professionelle Einweisung in die Übungsformen und die Beachtung der Kontraindikationen im folgenden Abschnitt für ein gesundes und sicheres Training von Bedeutung.

3.3 Kontraindikationen

Um eventuelle Risiken gering zu halten und bestenfalls sogar ganz auszuschließen, haben die Hersteller von Vibrationsplatten eine Liste von sogenannten Kontraindikationen zusammengestellt. Damit lässt sich ein Maximum an Sicherheit für die Nutzer gewährleisten.
Kontraindikationen sind Umstände, die eine fortgesetzte Anwendung der etwaigen Maßnahmen, hier der Vibrationen, aus gesundheitlichen Gründen verbieten. Bei Beachtung der genannten Gegenanzeichen ist ein Training unter Vibrationseinfluss als relativ sicher anzusehen. Bei Unklarheiten empfiehlt es sich jedoch immer, den behandelnden Arzt aufzusuchen, um ungewollte Risiken auszuschließen.

Folgende Krankheitsbilder oder Auffälligkeiten gelten als Kontraindikation bzw. Ausschlusskriterium (vgl. Klyscz 2000):

1. Metallische Implantate (Platten mit Schraubenfixierung) und künstliche Gelenke (besonders Hüft-, Knie- u. Sprunggelenk)

Personen mit solchen oder ähnlichen Implantaten müssen von einem Vibrationstraining ausgeschlossen werden. Hintergrund dafür ist das unterschiedliche Schwingungsverhalten von Metall im Gegensatz zu dem der umgebenden Gewebe.
Auf Grund der unterschiedlichen Materialeigenschaften von künstlichen Gelenkstrukturen (meist Metalle wie Edelstahl oder Titan) und menschlichem Knochengewebe kann es zu Resonanzeffekten kommen. Im ungünstigsten Fall gipfeln diese in einer Lockerung der Implantate. Ähnliches gilt für Metallplatten, die nach komplizierten Frakturen (z. B. Spiralfraktur des Schienbeinknochens nach einem Skiunfall) mit

mehreren Schrauben am Knochen fixiert werden. Hier besteht ebenfalls das Risiko einer Lockerung.
Ob es wirklich zu Lockerungen bei Metallimplantaten kommen kann, ist bisher durch Studien noch nicht belegt. Diese Kontraindaktion scheint daher eher auf Grund möglicher Schadensersatzklagen eine Relevanz zu haben. Lockerungen treten z. B. bei Hüftimplantaten auch ohne Vibration auf.
Künstliche Stiftzähne oder ähnliches gelten jedoch als unbedenklich. Gleiches gilt auch für mit Schrauben fixierte Sehnen, z. B. bei einer Kreuzbandplastik, wenn diese ausreichend mit dem umgebenden Knochen verwachsen sind.

2. Schwere Form von Diabetes mellitus

Bei einer schweren Zuckererkrankung ist ebenfalls von einem Vibrationstraining abzuraten, da hier ein ganzes Spektrum von Komplikationen auftreten kann. Einerseits ist bekannt, dass bei Diabetes mellitus ein erhöhtes Risiko einer Netzhautablösung im Auge besteht, da sich bei fortschreitendem Krankheitsverlauf eine Verengung (Stenosierung) der kleinen Kapillargefäße einstellen kann (Mikroangiopathie). Darüber hinaus können bei schweren Diabetesformen, bedingt durch den Verlust der sogenannten Tiefensensibilität, nicht ausreichend gedämpfte Schwingungen einen schädigenden Effekt auf den Organismus ausüben. Die Trainierenden können als Folge ihrer Erkrankung nicht mehr zwischen unzureichender und ausreichender Dämpfung unterscheiden.
In einem frühen Krankheitsstadium kann Ganzkörpervibrationstraining aber durchaus eingesetzt werden, z. B. mit dem Ziel der Durchblutungsförderung. Das gilt allerdings primär für Übungen in stehender Position sowie für den Handgelenkstütz bei gebeugtem Ellbogen. Dabei ist zu beachten, dass die Schwingungen durch die beteiligten Gelenke jeweils optimal gedämpft werden können.

Übungen auf dem Gerät in sitzender oder liegender Position sowie Trainingsvarianten mit gestreckten Gelenken oder ausführungsbedingt starker Schwingungsübertragung sind hingegen kategorisch auszuschließen.

3. Thrombose

Thrombosen, die durch das Aneinanderkleben von Blutplättchen entstehen, sind im Vibrationstraining hohe Risikofaktoren. Sie können ab einer bestimmten Größe Gefäße verschließen, was erhebliche Folgen für das dann nicht mehr mit Sauerstoff versorgte Areal haben kann. Wird z. B. eine Hirnarterie für Blut nicht mehr passierbar, so kommt es zu einer lokalen Sauerstoffunterversorgung der Nervenzellen (Ischämie). Nach ca. vier Minuten beginnen die Gehirnzellen in schnell steigender Zahl abzusterben, so dass wichtige Funktionen wie Sprache, Muskelkoordination und Sensorik irreversibel geschädigt werden können.
Obgleich ältere Thrombosen (> 6 Wochen) als relativ unbedenklich gelten, sollte trotzdem vor Trainingsbeginn in jedem Fall das Einverständnis eines Arztes eingeholt werden.

4. Herzschrittmacher oder implantierte Defibrilatoren

Aus Sicherheitsgründen sollten Personen mit Herzschrittmacher oder implantiertem Defibrilator von einem Vibrationstraining absehen. Durch die Vibrationen kann es zu Funktionsstörungen der Steuerelektronik der Geräte kommen.
Herzschrittmacher sind künstliche Impulsgeber, die den Herzmuskel mittels Elektrostimulation zu einer Kontraktion anregen. Sie garantieren eine regelmäßige, rhythmische Herzaktion und verhindern zu lang andauernde Schlagpausen.
Implantierte Defibrilatoren registrieren ein schnelles, krampfartiges Zusammenziehen der Herzmuskulatur (Kammerflim-

mern) und geben im Notfall einen Stromimpuls ab, um den normalen Schlagrhythmus wiederherzustellen (Pschyrembel, Klinisches Wörterbuch, 1994). Diese sensible Technik kann eventuell durch elektromagnetische Felder, die auch durch die Motoren der Vibrationsplatten entstehen, gestört werden und eine mögliche Fehlauslösung provozieren.
Einige Hersteller bieten deswegen medizinische Versionen ihrer Vibrationsgeräte an. Diese haben eine sogenannte EMV-Prüfung durchlaufen. Dabei wird sichergestellt, dass die elektromagnetische Verträglichkeit gewährleistet ist und somit keine störenden Einflüsse für die empfindliche Elektronik der implantierten Geräte bestehen. Auch hier sollte jedoch auf Übungen in sitzender oder liegender Position bzw. auf Übungen, in denen der Oberkörper die Vibrationsplatte berührt, verzichtet werden.

5. Schwangerschaft

In einem Merkblatt der Universität London wird den schwangeren Frauen von einer langzeitigen Vibrationsexposition dringend abgeraten. Zwar besteht nach Meinung der Wissenschaftler kein erhöhtes Risiko einer Fehlbildung des Kindes, jedoch erhöht sich das Risiko einer Frühgeburt oder die Gefahr eines geringen Geburtsgewichts.
(Quelle: http://www.ucl.ac.uk/efd/safety_services_www/guidance/pregnant_workers/leaflet.pdf und Klyscz 2000, S. 29)

Einige Plattenhersteller geben als Kontraindikation noch das Verhütungsmittel Spirale an. Hier besteht jedoch mit hoher Wahrscheinlichkeit keine Einschränkung der Funktion, schließlich wird die empfängnisverhütende Wirkung durch die Abgabe von Kupferionen erzielt. Allerdings kann bei Kundinnen ein leicht ziehender Schmerz bei der Nutzung der Vibrationsplatte auftreten.

Es ist also auch in diesem Fall auf eine optimale Dämpfung der Schwingungen zu achten.
Sollte eine Kontraindikation bestehen, so kann im Einzelfall eine Risiko-Nutzen-Abwägung vorgenommen werden. Leidet ein Kunde z. B. unter chronischen Rückenschmerzen im unteren Lendenwirbelsäulenbereich (LWS) und unter Bluthochdruck, so kann im Einzelfall ein Vibrationstraining sinnvoll sein, wenn andere Therapiemethoden wie Medikamentengabe und Krankengymnastik in Bezug auf die Rückenschmerzen keinen Erfolg hatten und der Bluthochdruck medikamentös eingestellt wird.

Unter folgenden Bedingungen ist in einem solchen Fall nach Absprache mit dem behandelnden Arzt ein Vibrationstraining durchführbar:

- Übungen in aufrechter Körperposition geringe Intensität (max. 30–35 Hz)
- Belastungsdauer max. 90 Sekunden
- Gesamtdauer max. 6–8 Minuten
- Ausschluss unphysiologischer und hochbelastender Trainingsformen, z. B. Sitzen auf der Platte bei Bauchübungen (Gefahr von Pressatmung und entsprechend Blutdrucksteigerung)

Im Gegensatz dazu ist einer Person mit schwerem Zuckerleiden (z. B. Diabetes mellitus Typ II) oder einem erhöhten Thromboserisiko oder starkem Übergewicht (BMI > 30) von einem Training mit Vibrationsunterstützung mit dem Ziel der Celluliteminderung in jedem Fall abzuraten.
Generell sollte nur der behandelnde Arzt oder Physiotherapeut die Einschätzung vornehmen, ob mit der jeweiligen mit Risikopotential versehenen Person ein Vibrationstraining durchgeführt werden kann.

Zusammenfassung

Vibrationstraining kann in vielen Bereichen für Verbesserungen sorgen. Nackenverspannungen können hervorragend gelindert, Schmerzzustände positiv beeinflusst werden.

Bei Personen mit Kontraindikationen gilt es jedoch stets, mit Bedacht zu handeln. Obgleich in allen mir bekannten Studien bisher noch kein Fall beschrieben worden ist, in dem es zu akuten Komplikationen hinsichtlich der Verwendung der Biomechanischen Stimulation gekommen ist und Schwingungen nicht in allen Fällen zwangsläufig ein Risiko bedeuten, müssen trotzdem eventuelle Risiken und Haftungsfragen sorgfältig bedacht werden.

4. Einsatzmöglichkeiten

Vibrationstraining wird in zahlreichen Disziplinen erfolgreich angewendet. Erfolge konnten z. B. in der Rehabilitation nach Sportverletzungen oder bei der Schmerzreduktion erzielt werden. Zudem gibt es bei untrainierten Personen gute Zuwächse in den Bereichen Maximal- und Schnellkraft, die laut diversen Studien sogar dem klassischen Krafttraining überlegen sind.

4.1. Krafttraining

Für das Krafttraining ergeben sich aus der Arbeit mit Vibrationen vor allem zwei entscheidende Vorteile: Bei bestehenden Gelenkbeschwerden kann in den schmerzfreien Winkelbereichen statisch trainiert werden, ohne eine Reizung der betroffenen Struktur zu provozieren.
Weiterhin ist die Gesamtdauer pro Einheit deutlich kürzer als bei einem vergleichbaren Gewichtstraining.
Die Übungen können außerdem sowohl mit dem eigenen Körpergewicht als auch mit externen Zusatzlasten (z. B. Gewichtsweste, Langhantel) absolviert werden.

4.2. Schmerzlinderung

Das Vibrationstraining kann dann zur Schmerzlinderung sinnvoll eingesetzt werden, wenn akute Entzündlichkeiten ausgeschlossen werden können. Andernfalls ist die Meinung eines Arztes oder Therapeuten einzuholen. Besonders für spannungsbedingte Rücken- und Nackenschmerzen sowie für Beschwerden durch strukturelle Verkürzungen sind sanfte Lockerungs- und Massageübungen auf einer Vibrationsplatte hervorragend geeignet.

4.3. Beweglichkeitstraining

Vor allem bei inaktiven und übergewichtigen Personen kann es zu ausgeprägten Beweglichkeitseinschränkungen kommen. Diese können mit Hilfe der Biomechanischen Stimulation sehr gut verbessert werden. Laut Dr. Heinz Kleinöder von der Deutschen Sporthochschule Köln ist in diesen Fällen das Vibrationstraining dem statischen Dehnen hinsichtlich Effekt, Nachhaltigkeit und geringer Schmerzintensität überlegen. Dies belegen auch zahlreiche Untersuchungen (z. B. Klyscz 2000).

4.4. Massage

Durch die Massage vermittels BMS-Gerät wird die Durchblutung gefördert, die Muskeln werden gelockert, Schmerzen gelindert. Damit ist die Massage mit Hilfe von Vibrationen als äußerst leistungsfähig einzustufen. In meiner mehrjährigen Arbeit mit über 200 Kunden sind mir dabei noch keine Komplikationen begegnet.

4.5. Balancetraining

Das Balancetraining ist besonders für ältere Menschen und für Personen sinnvoll, die in ihren motorischen Fertigkeiten eingeschränkt sind (z. B. durch Morbus Parkinson), da hier deutliche Erfolge zu verzeichnen sind. Bei jungen und leistungsfähigen Menschen konnten bisher keine signifikanten Steigerungen erreicht werden.

4.6. Experteninterview

Bei den Recherchen zu diesem Buch traten mit der Zeit immer mehr Fragen auf, die kein mir bekannter Artikel zu beantworten vermochte. Zudem sind viele der im Internet kursierenden Artikel sogenannte „Hersteller-Studien". Diese wurden von den Firmen, die Vibrationsplatten verkaufen, in Auftrag gegeben. Die beschriebenen Ergebnisse können daher nicht immer zweifelsfrei als objektiv eingestuft werden. Aus diesen Gründen fuhr ich am 07. September 2006 nach Frankfurt am Main, um dort mit einem Experten auf dem Gebiet des Vibrationstrainings zu sprechen.
Prof. Dr. Dietmar Schmidtbleicher ist Inhaber des Lehrstuhls für Sportwissenschaft mit dem Schwerpunkt Bewegung und Training an der Johann Wolfgang Goethe-Universität.
Er forscht seit Jahren mit seiner Arbeitsgruppe auch auf dem Gebiet des Vibrationstrainings. Darüber hinaus ist er Vorsitzender des Direktoriums des Bundesinstituts für Sportwissenschaft, Vorstandsmitglied der Deutschen Vereinigung für Sportwissenschaft und Sondergutachter der Deutschen Forschungsgemeinschaft.

Autor: Professor Schmidtbleicher, Sie sind ein weltweit anerkannter Experte in den Bereichen Krafttraining und Vibrationstraining. Verbessert oder beschleunigt sich die Erholung nach sportlicher Belastung durch Vibration?

DS: *Das ist ganz eindeutig: Sie verbessert sich. Es ist dabei egal, welcher Vibrationstyp verwendet wird, da beide Varianten die Durchblutung fördern. Daraus resultiert ein besserer Abbau der Stoffwechselendprodukte.*

Autor: Was gilt es bei Massageübungen zu beachten, da hier die Vibration quer zu den Muskelfasern verläuft?

DS: *Querverlaufende Vibrationen haben keinen schädigenden Effekt auf Muskelzellen oder sonstige Systeme, solange Frequenz und Amplitude und daraus resultierend die eingeleitete Energie nicht zu hoch ist.*

Autor: Welche Effekte haben Frequenz und Amplitude?

DS: *Große. Es gibt einen Experten im Vibrationsbereich, der fast sein ganzes Leben lang mit „human vibration" (Körpervibration) geforscht hat, nämlich der Kollege Griffin aus Oxford. Dieser hat das „handbook of human vibration" geschrieben. Er weist darin nach, dass bestimmte Frequenzen nur noch passiv ertragen werden und keine aktiven Antworten mehr erfolgen. Von 0–4 Hz reagiert der menschliche Körper kaum, weil hier die Reizstärke zu gering ist. Bis 12 Hz kann das Zentralnervensystem aktiv antworten. Frequenzen darüber hinaus werden wieder passiv erduldet.*

Die Amplitude ist ebenfalls einflussreich. Ist sie zu klein, so wird der mechanische Reiz primär vom Unterhautfettgewebe herausgefiltert, so dass recht wenig Reizsetzung erfolgt. Ist hingegen die Amplitude zu groß, kann es zu massiven Problemen kommen, z. B. zu Resonanzeffekten an unterschiedlichen Organen. Man darf in diesem Zusammenhang aber die Amplitude nicht getrennt von der Frequenz betrachten. Von der Größenordnung her kann man Folgendes sagen: Wenn die Amplitude so groß ist, dass die Reizsetzung vom Fuß bis zum Kopf durchschlägt, kann es beispielsweise bei einer Frequenz von 20 Hertz zu einer Netzhautablösung kommen. Bei sehr hohen Frequenzen von 40–50 Hz, sofern sie dann wirklich noch ankommen, sorgt das Resonanzphänomen dafür, dass das Blut in den Adern separat anfängt zu schwingen. Dann sind Gefäßschwachstellen gefährdet. Diese Wirkungen sind aber schon lange aus dem Bereich der Arbeitsphysiologie bekannt.
Aus diesem Grund verwenden die Hersteller von Vibrationsplatten für den Fitnessbereich in der Regel kleinere Amplituden, um diese Gefährdungen auszuschließen.

Autor: Welche Trainingsparameter sind zu beachten?

DS: *Das hängt sehr stark von dem Ziel ab, das man anstrebt. Möchte man entspannende und durchblutungsfördernde Effekte hervorrufen, dann genügen 3 x 2 Minuten stehend auf der Platte, also „whole-body-vibration", um den Reiz bei ausreichend hoher Amplitude auf den Körper zu bringen. Komplizierter wird es dann, wenn man die Vibrationen zur Koordinationsverbesserung nutzen möchte. Hier ist es stark abhängig vom jeweiligen Krankheitsbild. Wir wissen, dass Parkinson-Patienten anders behandelt werden müssen als*

Hirnschlagpatienten und dass MS-Patienten beispielsweise viel längere Pausen zwischen den einzelnen Reizgebungen benötigen.

Autor: Welche Wirkung haben Zusatzgewichte?

DS: *Hierbei sollte man Anwendungsformen unterscheiden. Was wir beispielsweise geprüft haben, sind Kniebeugen mit einer Zusatzlast von 80% des Körpergewichts, mindestens jedoch 80 kg. Dies haben wir einmal mit und einmal ohne Vibrationseinwirkung durchgeführt. Es ergibt sich in beiden Experimentalgruppen ein Zuwachs, wobei sich die Gruppe mit Vibrationseinsatz nicht signifikant von den Zuwachsraten der anderen Gruppe unterscheidet. Zusatzgewichte spielen für die Vibration selbst nur bedingt eine Rolle. Ich kann Vibrationstraining aber auch mit einer anderen Zielsetzung als einer Kraftförderung durchführen. Bei letzterer wirken Zusatzgewichte eher störend. Wenn man beispielsweise sinusförmige Vibrationen etwa über einen Zeitraum von 5–6 Minuten durchführt, wirkt dies maximal relaxierend. Es entsteht eine ungeheuer entspannende Wirkung, auch wenn man hinterher den Eindruck hat, viel getan zu haben. Aber die Entspannung ist tatsächlich da. Das kann man in elektromyografischen Untersuchungen gut zeigen. Diese Wirkung hat einen hervorragenden Stellenwert in der Therapie bei Verspannungen, aber auch in der Schmerzbehandlung. In diesem Fall sind Zusatzgewichte nicht angezeigt.*

Autor: Stimmt es, dass bei der Überlagerung eines angespannten Muskels mit Vibrationen mehr Fasern angespannt werden?

In einigen Artikeln ist von einer nahezu 100%igen Rekrutierung zu lesen?

DS: *Das ist eine schwierige Frage, die man so einfach nicht beantworten kann. Die Sache ist die: Wenn die durch die Vibration verursachte Dehnung am Rezeptor groß genug ist, dass dieser eine zusätzliche elektrische Aktivierung auf das Rückenmark bringt, dann ist tatsächlich von einer massiveren Rekrutierung auszugehen. Was sich sehr schön mit Beobachtungen aus der Praxis überschneidet. Wenn jemand sehr schwach ist, kann er nur sehr wenig seiner autonom geschützten Reserven aktivieren, also hat er sozusagen ein großes Kraftdefizit. Wenn man eine solche Person auf eine Vibrationsplatte stellt und deren Amplitude groß genug ist, so wird durch die Schwingungen die Muskelspindel aktiviert und es kommt zu einer stärkeren Rekrutierung. Das ist in diesem Fall richtig. Wenn man dagegen austrainierte Sportler so behandelt, sind die Effekte nahe null. Diese Beobachtungen decken sich mit Untersuchungen aus Amsterdam oder Salzburg. Diese Studien zeigen sehr schön, dass bei austrainierten Athleten Effekte mit Vibrationen nur minimal auftreten.*

Autor: Ist die bessere Dehnfähigkeit bei Stretching-Übungen auf der Vibrationsplatte auf die Weichstellung der Muskelspindel oder auf die Entladung der Golgi-Rezeptoren zurückzuführen?

DS: *Das lässt sich eindeutig beantworten: Auf die Weichstellung der Muskelspindel. Hierzu gibt es von unserem Institut einige Untersuchungen aus den neunziger Jahren, die zeigen, dass ab ca. 4000 Einzelreizen auf die Muskelspindel diese keinen reflektorischen Beitrag mehr leistet.*

Aus diesem Grund ist die Dehnfähigkeit bei Vibration dem Stretching sogar überlegen.

Autor: In einer Studie von Cardinale (2002) sind zwei verschiedene Frequenzbereiche, nämlich 20 und 40 Hz hinsichtlich einer Dehnfähigkeitsverbesserung untersucht worden. Erstaunlicherweise wurde eine Verbesserung bei 20 Hz und eine Verschlechterung bei 40 Hz beobachtet. Wie ist das zu erklären, da die Muskelspindel ja eher bei der höheren Frequenz weichgestellt werden müsste?

DS: *Nein, nicht zwingend. Bei hohen Frequenzen kommt man irgendwann in einen Bereich hinein, wo die Muskelspindel keine Chance mehr hat zu entspannen, wenn man ihr quasi keine Refraktärphase mehr gönnt. Dann hat sie nicht so viele Entladungen wie bei 20 Hz. Das ist der Hintergrund für dieses Phänomen.*
Wenn man mit niederen Frequenzen arbeitet, kommt es zuerst zu einer Aktivierung der Muskelspindel, gefolgt von einem Verbleiben auf einem bestimmten Niveau. Danach setzt die Phase der Desensibilisierung oder Ermüdung ein. Diese Effekte haben wir auch beobachtet. Wir hatten vor geraumer Zeit einen Mitarbeiter der Universität Ljubljana, der hier für einige Monate hospitierte. Er führte eine vergleichende Studie durch und konnte die Ergebnisse von Marco Cardinale bestätigen.

Autor: Ist der schmerzlindernde Effekt von WBV (whole body vibration = Ganzkörpervibration, Anm. des Autors) durch die Erschöpfung der Schmerzrezeptoren und deren Botenstoffen bedingt oder wird durch eine verbesserte Zirkulation die Anlagerung z. B. von Histamin an den Rezeptorendigungen verhindert?

DS: *Das kann ich Ihnen leider nicht sagen. So genaue Untersuchungen gibt es bisher nicht. Die von Ihnen beschriebenen Effekte sind jedoch richtig. Vermutlich desensibilisieren die Nozirezeptoren. Ob jedoch die Schmerzlinderung auf eine Veränderung des Generatorpotentials zurückzuführen ist oder auf Grund der verringerten Histaminanlagerung eintritt, wurde bisher noch nicht untersucht.*

Autor: Ab welchem Alter kann mit dem Vibrationstraining begonnen werden?

DS: *Wir hatten bereits sehr junge Patienten auf unseren Platten (srt®), beispielsweise ein dreijähriges Mädchen mit Dermatosklerose (straffe Hautatrophie). Dies ist eine extrem seltene Krankheit, die mit einer Häufigkeit von drei zu 1.000.000 auftritt. Hierbei verwächst das Unterhautfettgewebe mit der Muskulatur und der Haut. Langfristig hat dies eine minimierte Durchblutung zur Folge. Die Haut bildet sich zurück und die Betroffenen leiden unter sogenannten „Krüppel-Extremitäten". In diesen Fällen haben wir mit der stochastischen Resonanz sehr gute Erfolge in Bezug auf Nerven, Durchblutung und Knochen erzielt.*

Autor: Welche Verbesserungen konnten Sie bei Patienten mit Morbus Parkinson erreichen?

DS: *Hierzu gibt es eine sehr umfangreiche Studie mit über 1000 Patienten, die zeigt, dass es bei 80% Respondern (Prozentsatz der Patienten, die auf Vibrationen reagieren, Anm. des Autors) zu einer Reduktion des Tremor um 20% und zu einer etwa 17-prozentigen Verminderung des Rigor kommt. Bei allen Patienten verbessern sich darüber hinaus signifikant das Gangbild und das Gleichgewicht.*

Autor: Mit welchen Frequenzen und Amplituden arbeitet der SRT medical®?

DS: *Der SRTmedical® verwendet eine Gesamtauslenkung von 6 Millimeter, d.h. plus/minus 3 Millimeter bei einer Frequenz von 0–12 Hz.*

Autor: Wie lange halten die Vibrationseffekte bei den Patienten an?

DS: *Das hängt sehr stark vom Patienten ab.*
Wir haben immer Spontaneffekte vor und nach einer Vibrationseinheit von 5 x 1 Minute bei 60 Sekunden Pause.
Je nach Krankheitsbild halten diese Effekte einige Stunden, bei Parkinsonpatienten bis mehrere Tage an. Dann kann man die Vibrationsstimulation wiederholen, da keine Nebenwirkungen bekannt sind.

Autor: Viele Kunden verwechseln die Biomechanische Muskelstimulation mit der Elektrostimulation. Was sind die Vor- und Nachteile der Elektrostimulation?

DS: *Die Elektrostimulation ist eine gänzlich andere Technik, die mit der Vibrationsstimulation nicht zu vergleichen ist. Bei der Elektrostimulation appliziert man einen elektrischen Reiz von außen auf das Nervensystem. Das lässt sich durch ein einfaches Beispiel erläutern. Stellen Sie sich vor, Sie betreten eine Einbahnstraße durch die Tür eines Hinterhauses. Sie wissen dann nicht, in welche Richtung es geht. Ein Reiz, der auf diese Weise appliziert wird, geht immer in beide Richtungen. Man hat sozusagen eine rekurrente Aktivierung des Systems. Wenn der Reiz groß genug ist, dann läuft er afferent (aufsteigend) und efferent (absteigend). Ist er klein oder grenzwertig, dann läuft er nur afferent, was eine falsche Rekrutierungsreihenfolge nach dem Hennemann´schen Prinzip (siehe S. 53) bedeutet. Aus diesem Grund ist eine Elektrostimulation mit einem natürlichen Aktivieren, wie wir es unter normalen Bedingungen oder unter Vibrationseinfluss vorfinden, nicht zu vergleichen.*

Autor: Kann mit Elektrostimulation ein Hypertrophie-Effekt erreicht werden?

DS: *Man muss diese Aussage relativieren. Was man mit Elektrostimulation sicher erreichen kann, ist die Reduktion einer Atrophie. Das ist auch so etwas wie eine Hypertrophie, wenn man will. Für eine „echte“ Muskelquerschnittsvergrößerung braucht man eine Aktivierung, die relativ hoch ist. Als günstig erweist sich eine Größenordnung von 70–75% der maximalen Willkürkontraktion.*

Dies ist relativ nahe an der Schmerzgrenze bei der Elektrostimulation. Ab 80% mvc (maximal voluntary contraction → Willkürkontraktion, Anm. des Autors) tut es dann richtig weh! Dies wird mit der Zeit recht unangenehm. Das ist ein Grund, warum eine solche Trainingsform nicht praktikabel ist. Wenn ein Patient mit einer starken Atrophie im Quatrizeps (Oberschenkelstrecker) nach einer Knie-OP zur Immobilisation gezwungen ist, wird man jedoch versuchen, den am Horizont aufscheinenden Atrophieproblemen so weit wie möglich mit dieser Trainingsmethode entgegenzuwirken. Das Problem besteht darin, dass man mit der Elektrostimulation nur die periphere Muskulatur stimulieren kann und nicht die tiefe. Deshalb ist eine Daueranwendung nicht angezeigt, da diese zu Dysbalancen führt.

Autor: Die Muskulatur aus der Steckdose gibt es also nicht.

DS: *Nein, ganz sicher nicht.*

Autor: Professor Schmidtbleicher, ich danke Ihnen recht herzlich für dieses Gespräch.

5. Trainingssteuerung

Für die konkrete und korrekte Gestaltung der Trainingseinheiten gibt es eine Reihe relevanter Rahmenbedingungen, die es vor und während des Trainings zu beachten gilt. Diese werden im folgenden Kapitel übersichtlich aufgezeigt und ausführlich erläutert.

1. Welches Ziel hat der Anwender?

Da Vibrationen auf verschiedene Weise wirken können, gibt es entsprechend auch unterschiedliche Anwendungsbereiche. Vor der Erstellung des Trainingsplanes ist es deshalb erforderlich, die Ziele zu besprechen, die mit Hilfe der Vibrationsplatte erreicht werden sollen:

- Möchte der Anwender spezielle Muskelgruppen belasten oder eher ein Ganzkörpertraining durchführen?
- Will er seine Muskeln kräftigen, dehnen oder massieren lassen?
- Nutzt er die Vibration als Trainingsergänzung oder als alleiniges Übungsgerät?

2. Wie fit ist der Anwender?

Die Vorteile der Vibrationsplatte liegen zu einem großen Teil im präventiv-rehabilitativen sowie im Wellness-Bereich. Deshalb ist davon auszugehen, dass neben dem Leistungssportler vor allem ältere oder medizinisch vorbelastete Personen die Platte benutzen werden. Dieser Tatsache muss bei der Konzeption des Trainings und der Übungsauswahl Rechnung getragen werden.

Besonders bei Trainingsneulingen gilt es, mit einer geringen Intensität und einer kurzen Dauer zu starten, da die Schwingungen für diese Personen anfänglich zu hoch sein können.

3. Welche Beschwerden liegen vor?
Mit gesunden Menschen ist die Trainingsplanerstellung meist wesentlich einfacher, da die einzelnen Übungen in der Regel ohne Einschränkungen getestet werden können. Bei Personen mit orthopädischen oder internistischen Auffälligkeiten gestaltet sich dies häufig schwieriger. Aus diesem Grund ist vor der Benutzung der Vibrationsplatte ein genaues Beschwerdebild zu erarbeiten.

5.1 Übungsauswahl

Um einen gewünschten Trainingseffekt erreichen zu können, ist die zielorientierte Auswahl der einzelnen Übungen und deren Zusammenstellung von besonderer Bedeutung. Gerade Anfänger sollten nicht mit komplexen oder schwierig auszuführenden Übungen überfordert werden, da sie schnell die Lust am Vibrationstraining verlieren können. Auch müssen mögliche Beschwerden sowie eine verminderte allgemeine Leistungsfähigkeit bedacht werden. Vergleichbar einem normalen Krafttraining sollte hinsichtlich der Übungsauswahl nach den folgenden drei Prinzipien verfahren werden:

Vom Leichten zum Schweren

Zu Beginn des Trainings werden beidbeinige Übungen und Varianten mit einer geringeren muskulären Belastung favorisiert. Dazu zählen auch Ausführungen bei günstigen Gelenkwinkeln, also in Bereichen, in denen der Muskel weniger stark belastet wird.

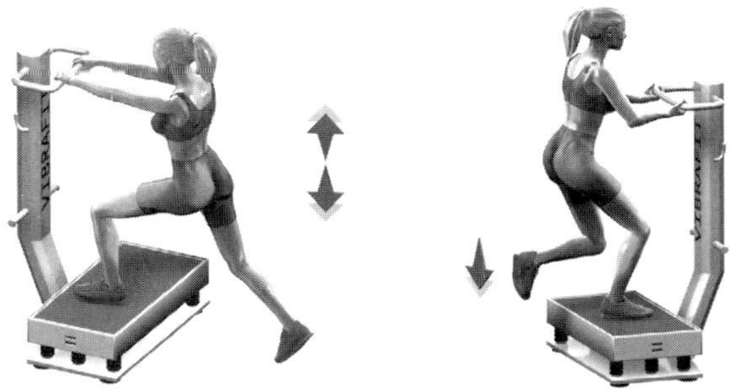

leicht schwer

Abb. 5.1
einbeinige Übungen

Vom Einfachen zum Komplexen

Es empfiehlt sich, zuerst einfache statische Belastungsformen ohne komplizierte Positionierungen zu wählen.
Später können dynamische Übungsvarianten mit Zusatzgeräten (z. B. Wackelbrett, Ball usw.) in das Training bzw. in die Therapie einfließen.

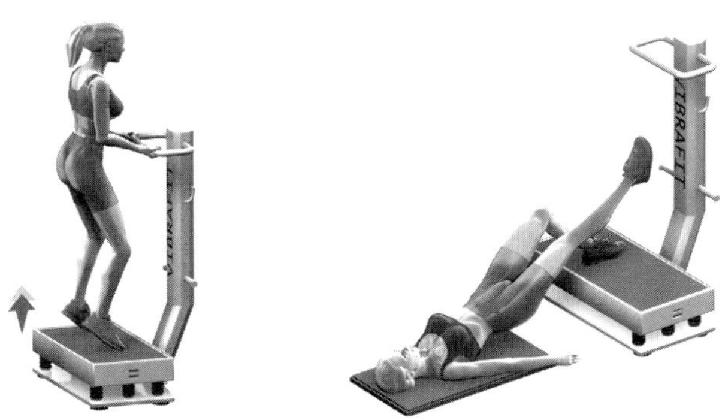

einfach komplex

Abb. 5.2
Übungsbeispiele hinsichtlich der Komplexität

Vom Bekannten zum Unbekannten

Die ersten Übungen auf der Platte sollten ohne Extras wie Bänder, Bügel, Zusatzgewichte usw. ausgeführt werden.

Abb 5.3
Adduktorenübung

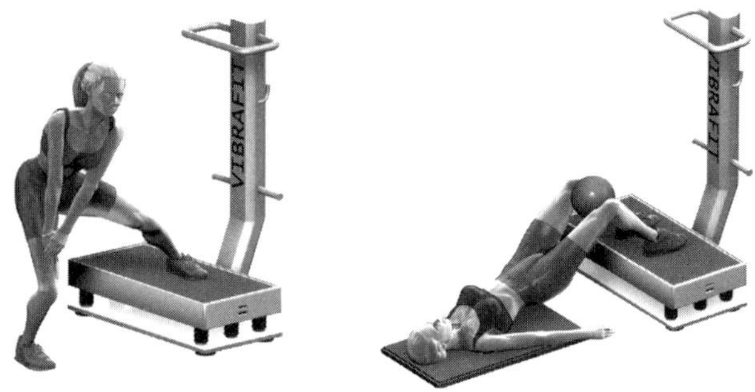

bekannt unbekannt

5.2 Frequenz und Übungsdauer

Die Dauer einer Trainingseinheit ist in erster Linie von der Zielsetzung des Trainings abhängig.

5.2.1 Krafttraining

Um eine Weichstellung der Muskulatur zu vermeiden, empfiehlt es sich, beim Krafttraining mit einer höheren Frequenz – ab circa 30 Hz – und einer kurzen Belastungsdauer von 30–45 Sekunden zu arbeiten. Außerdem sollte immer nur ein angespannter Muskel trainiert werden. Hinsichtlich der Übungsreihenfolge ist darauf zu achten, dass nicht zu viele Übungen mit gleicher Muskelbeteiligung, beispielsweise Beinstrecker beidbeinig, Beinstrecker einbeinig und Ausfall-

schritt, hintereinander in Serie ausgeführt werden. Auf Grund der hohen Anzahl von Einzelreizen (30 Hz über einen Zeitraum von 40 Sekunden entsprechen ca. 1200 Einzelreizen) löst die Muskelspindel keine Reflexe mehr aus. Dies hat zur Folge, dass das Maximalkraftpotential des Muskels abnimmt. In einer Studie von Schmidtbleicher 1997 reduzierte sich signifikant die Sprunghöhe (Sprungkraftmessung) nach einem Vibrationstraining (3x2 min).
Allerdings muss hier bemerkt werden, dass die Probanden ein 3 x 2-minütiges Dehnungstraining der Wadenmuskulatur absolvierten, was dementsprechend zu einer Verschlechterung der Leistungsparameter führte.

5.2.2 Beweglichkeitstraining

Beim Beweglichkeitstraining verhält es sich im Vergleich zum Krafttraining genau umgekehrt: Hier sind eher niedere Frequenzen um 20–25 Hz und längere Belastungszeiten anzustreben. Als wirksam haben sich Umfänge von 3 x 80–120 Sekunden erwiesen. So ist sichergestellt, dass mindestens 3500 bis 4000 Einzelreizungen die Muskelspindeln erreichen, was dazu führt, dass die Arbeitsmuskulatur maximal relaxiert wird. Übungen in Dehnungspositionen sind hierbei am sinnvollsten (vgl. Abb. 5.4).

Abb. 5.4
Dehnung
Wadenmuskulatur

Abb. 5.5
Dehnung Beinbeuger

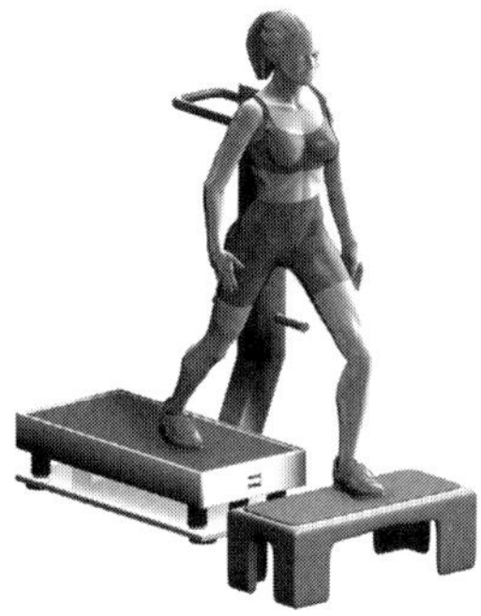

Abb. 5.4

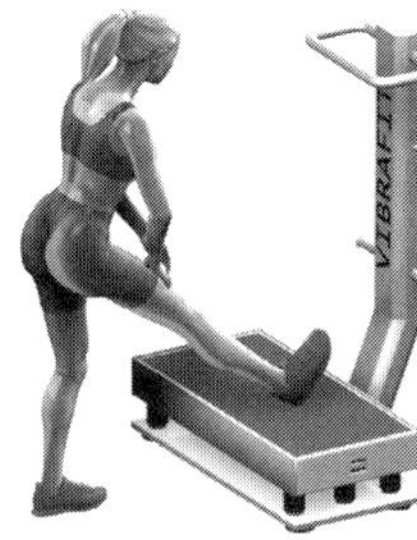

Abb 5.5

5.2.3 Massage

Bei der Massage liegen häufig größere Körperteile wie z. B. der Oberschenkel oder ein ganzes Bein auf der Plattform. Da es somit kaum möglich ist, die eingeleiteten Schwingungen zu kompensieren, müssen die Vibrationen optimal gedämpft werden. Die Impulse sollten nicht zum Kopf weitergeleitet werden. Viele Plattenhersteller empfehlen bei Massageübungen die Verwendung einer Gummimatte als Unterlage, um dem Nutzer ein Maximum an Komfort bieten zu können. Diese Matte mildert die Vibration und bietet für den Körper eine angenehme Kontaktfläche. Bei der Übungsausführung gilt es Folgendes zu beachten:
Bei Massageübungen liegt der Muskelbauch (der dickere Hauptanteil des Muskels) zentral auf der Platte. Bei der Massage der hinteren Oberschenkelmuskulatur beispielsweise ist darauf zu achten, dass der Übende nicht auf dem Gerät sitzt, da ansonsten die eingeleiteten Schwingungen stark zum Kopf hin übertragen werden.

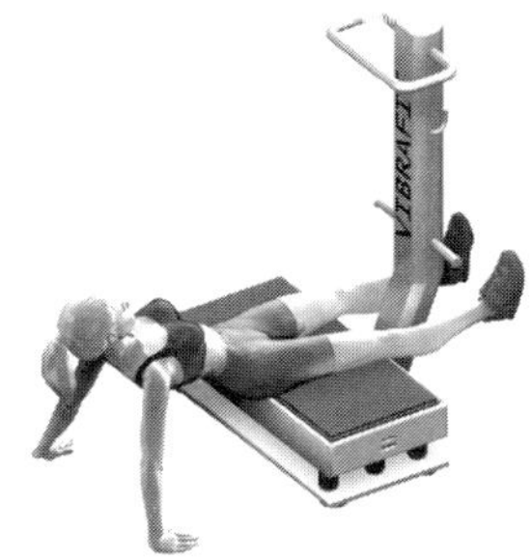

Abb. 5.6
Massage hintere Oberschenkel-rückseite

Ein Durchbewegen der Muskulatur während der Übung, z. B. durch das Beugen und Strecken der Sprunggelenke bei einer Wadenmassage, wirkt sich zusätzlich durchblutungsfördernd aus.

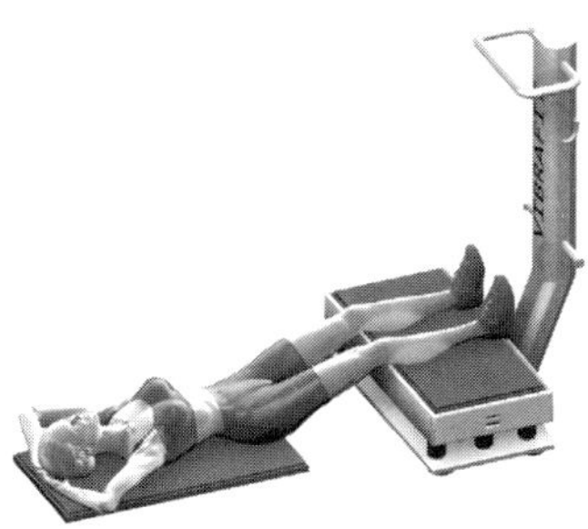

Abb. 5.7
Sprunggelenk-bewegung bei Wadenmassage

5.2.4 Vibrationsdosis

Die meisten Hersteller von Vibrationsplatten empfehlen unisono 2 bis 3 Trainingseinheiten pro Woche, wobei Anfänger mit 1–2 Übungstagen beginnen sollten. Die Bruttotrainingszeit von 10 Minuten sollte nicht überschritten werden.

Wie bereits in Kap. 3 beschrieben, können Vibrationen unerwünschte Nebenwirkungen haben. In der ISO-Norm 2631 ist eine Höchstdauer von 4 Minuten Dauerschwingung als Maximum angegeben.

5.3 Tipps aus der Praxis

Schon Goethe schrieb trefflich im „Faust“: „Alle Theorie ist grau“. Das reine theoretische Wissen um einen Sachverhalt ist nicht vergleichbar mit dem Wert praktischer Erfahrungen. Natürlich ist die Theorie ein wichtiger Baustein für das Verständnis unserer Umwelt und erst wissenschaftliche Studien können subjektiv gemachte Erfahrungen belegen, erklären oder verwerfen.
Aber gerade in der praktischen Anwendung von Vibrationstraining gilt es, neben den theoretischen Erkenntnissen vor allem das Wissen aus dem Erfahrungsschatz zahlreicher Anwender zu nutzen.

5.4 Haftung

Für den Anbieter von Vibrationstraining ist es wichtig, ein gewisses Maß an Rechtssicherheit zu besitzen. Selbst ein Haftungsausschluss kann bei groben Verstößen rechtliche Konsequenzen nicht verhindern. Wird wissentlich trotz bestehender Kontraindikation (z. B. Thrombose) ein Vibrationstraining durchgeführt, so kann der Anbieter unter Umständen für auftretende Schäden haftbar gemacht werden. Zwar liegt

die Beweislast in der Regel auf Nutzerseite, aber vor Gericht besteht meist die Möglichkeit von Regressansprüchen.
Der Anbieter sollte sich vom Kunden schriftlich bestätigen lassen, dass er ihn nach bestem Wissen und Gewissen auf die möglichen Risiken und Kontraindikationen hingewiesen hat. Der Kunde sollte weiterhin bestätigen, dass keine Kontraindikationen vorliegen.
Die Erfahrung zeigt, dass gerade Neukunden ihre Beschwerden oder Einschränkungen trotz vorangeganger Befragung häufig erst im Verlauf der Trainingsstunde erwähnen. So kann es passieren, dass Neukunden erst auf der Beinpresse über Kniebeschwerden informieren, obwohl sie vorher zu orthopädischen Auffälligkeiten befragt wurden.
Gleiches gilt für internistische Besonderheiten wie z. B. eine Zuckererkrankung. Gründe für solche Situationen können Vergesslichkeit, Scham oder Unterschätzung der Wichtigkeit dieser Angaben sein. Häufig liegen die Beschwerden bzw. die anschließend erfolgten Behandlungen (Physiotherapie/Medikamente/Operation) auch schon länger zurück.
Um später ein böses Erwachen seitens des Anbieters und des Endverbrauchers zu vermeiden, ist das schriftliche Festhalten einer erfolgten Aufklärung über die möglichen Risiken des Vibrationstrainings daher unbedingt erforderlich.

5.5 Der erste Kontakt

Nach Abklärung eventueller Kontraindikationen, vor allem in Bezug auf Metallimplantate und Thrombosen, kann nun das Training auf der Platte beginnen.
Beim ersten Kontakt des Anwenders mit der Vibrationsplatte ist es wichtig, diesem von Anfang an ein gutes Gefühl für die

Maschine zu vermitteln. Wird durch eine ungünstig ausgeführte Übung die Plattenschwingung in den Kopf übertragen, wird der Kunde dies als äußerst unangenehm empfinden und die Einweisung im schlimmsten Fall abbrechen.
Dieser Kunde kann durch einen vermeidbaren Fehler die günstigen Effekte von Vibrationen nicht mehr am eigenen Körper spüren, sondern wird Schwingungen von vornherein negativ beurteilen. Nichts ist schlimmer als ein schlechter erster Eindruck.

Aus diesem Grund empfehle ich, den Trainierenden beim Erstkontakt immer nur mit einem Fuß auf der Platte stehen zu lassen. Dadurch wird sichergestellt, dass er selbst bei ungünstigster Positionierung keine hohe Schwingungsübertragung in den Kopf erfährt (siehe Abb. 5.8). Diese gilt es zwar generell zu vermeiden, doch fordert gerade der absolute Anfänger, der noch keine Erfahrung mit der Dämpfungsoptimierung hat, eine erhöhte Aufmerksamkeit vom Trainer.
Steht der Kunde nun im ungünstigen Fall mit gestreckten Beinen und mit vollem Körpergewicht auf dem Gerät, besteht die Gefahr, dass durch die zu gering gebeugten Knie die Vibrationen in einem hohen Maß übertragen werden. Dies hat zur Folge, dass der Kunde ein starkes Wackeln im Kopf spürt, die Umwelt doppelt sieht und seine Stimme abgehackt klingt.

Besonders Übungen (Abb. 5.9) mit einer starken Tendenz hin zum Aufschwingen des Kopfes sind mit Vorsicht zu genießen und dürfen nur von gesunden Personen ausprobiert werden.

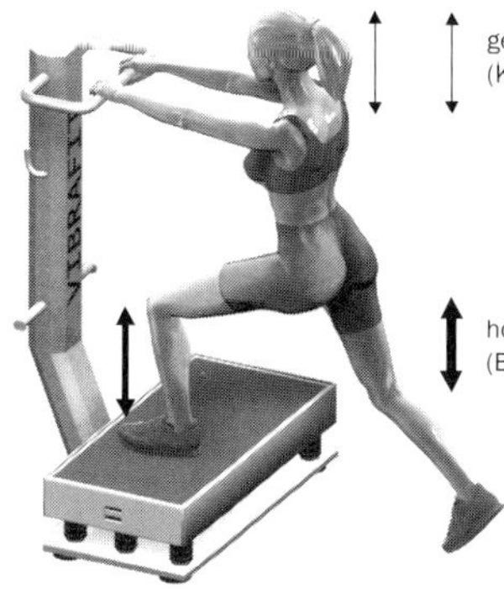

Abb. 5.8
Einbeiniger Ausfallschritt

Ich persönlich rate von solchen Varianten ab, da hier ein übermäßig starkes Vibrieren der Kopfregion unvermeidlich ist. Zwar wird diese Trainingsform subjektiv als hochintensiv eingeschätzt, jedoch sollte die Sicherheit im Zweifelsfall doch Vorrang haben. Durch das einbeinige Betreten der Schwingungsplatte wird automatisch eine Position erzeugt, die nur eine geringe Übertragung der Schwingung in Richtung Kopf zulässt:

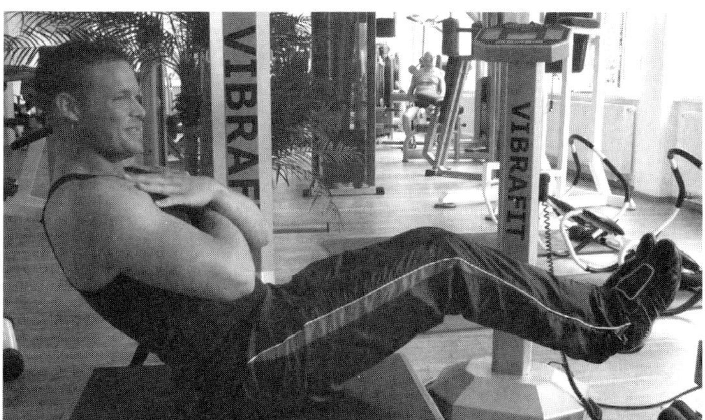

Abb. 5.9
Bauchübung mit komplettem Aufsitzen auf der Platte

Wie auf der Abbildung zu sehen, befindet sich der Oberkörper nicht vollständig über der Plattform, sondern zum Großteil davor. Da der mechanische Hub bei den Vibrationsgeräten vertikal verläuft, kann durch die Positionierung und den günstigen Hüftgelenkwinkel bedingt nur ein Minimum an Schwingungen übertragen werden. Selbst wenn der Kunde einen Großteil seines Körpergewichts auf den vorderen Fuß und somit auf das Vibrationsgerät verlagert, wird es zu keinem Zeitpunkt zu negativen, durch mangelnde Dämpfung hervorgerufenen Empfindungen kommen, da die Schwingung quasi am Rumpf des Übenden vorbeigeht.
Darüber hinaus ist die Übung einfach auszuführen, so dass der Anfänger nicht schon zu Beginn überfordert wird, sondern sich vielmehr Schritt für Schritt an das Gerät und die Schwingungen gewöhnen kann.

Merke: Beim Erstkontakt den Kunden nur mit einem Fuß auf die Platte stellen!

5.6 Gelenkwinkel

Nicht nur auf die Übungsvariante muss beim Vibrationstraining geachtet werden. Besondere Aufmerksamkeit gilt auch den einzelnen Gelenkwinkeln, insbesondere dem Sprunggelenk, Knie und Hüfte.
Der erste Faktor, den es zu berücksichtigen gilt, ist die Fußstellung auf der Platte. Je nach Kontaktfläche und Fußstellung ergeben sich verschiedene Dämpfungsmöglichkeiten. Wird z. B. nur der Ballenbereich aufgestellt, so dass sich der

hintere Fußanteil in der Luft befindet, sind die Übertragungsstärken in den Körper gering (siehe Abb. 5.10). Das Sprunggelenk kann über den günstigen Fußwinkel und die Muskulatur – vor allem aus dem Wadenbereich – die Schwingung optimal dämpfen.

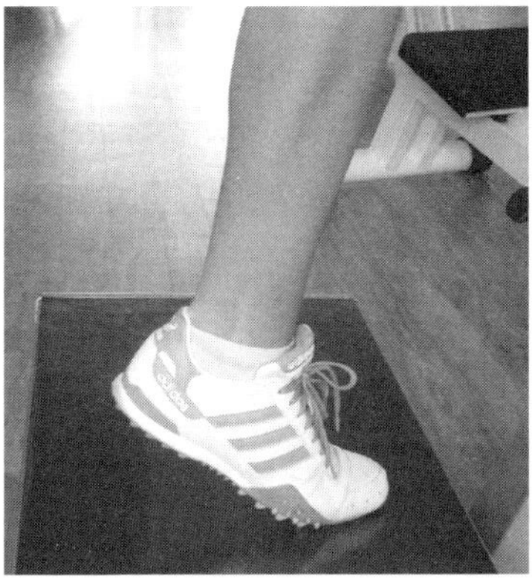

Abb. 5.10
Fußposition mit stark angehobener Ferse

Ein Mittelweg aus relativ hoher Dämpfungsfähigkeit und ausreichender Schwingungsübertragung ist in der folgenden Abbildung dargestellt:

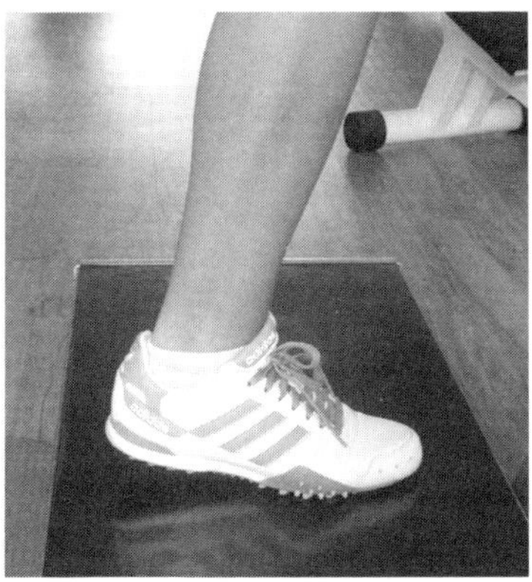

Abb. 5.11
Mittlere Fersenhöhe

Wird jedoch die gesamte Fußfläche aufgesetzt (Abb. 5.12), kann das Sprunggelenk die Vibrationen kaum noch dämpfen. Diese Variante ist dann erwünscht, wenn der Oberschenkelmuskel intensiv trainiert werden soll.

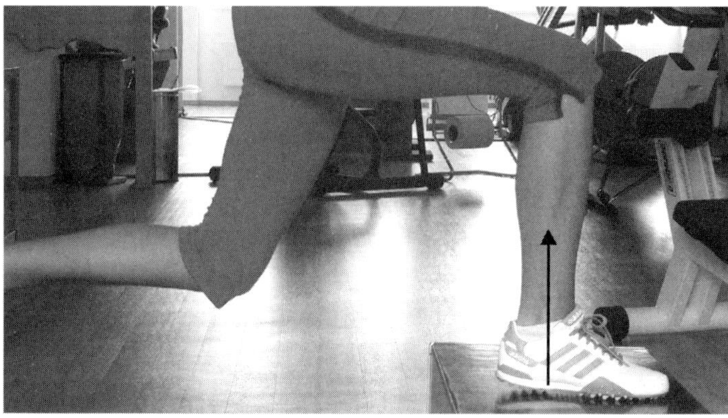

Abb. 5.12 Kompletter Fußkontakt

Diese Position ist hinsichtlich der Schwingungsübertragung zum Kopf problemlos durchführbar, da der Oberkörper sich weit hinter dem Knie befindet und der Impuls entsprechend über den Hüftwinkel sehr gut gedämpft werden kann.
Problematisch wird die Vibration bei durchgedrückten Knien und vollem Fußkontakt auf der Platte (Abb. 5.13). In dieser Position wird die Schwingung zu einem sehr großen Teil bis hoch zum Kopf übertragen. Doppelbilder beim Sehen und eine veränderte Stimme sind die Folge. Weiterhin wird auch das Vestibularorgan (Gleichgewicht) im Innenohr starken Vibrationen ausgesetzt, wodurch es zu Unwohlsein oder Schwindel kommen kann. Eine solche Trainingsform sollte deshalb vermieden werden.

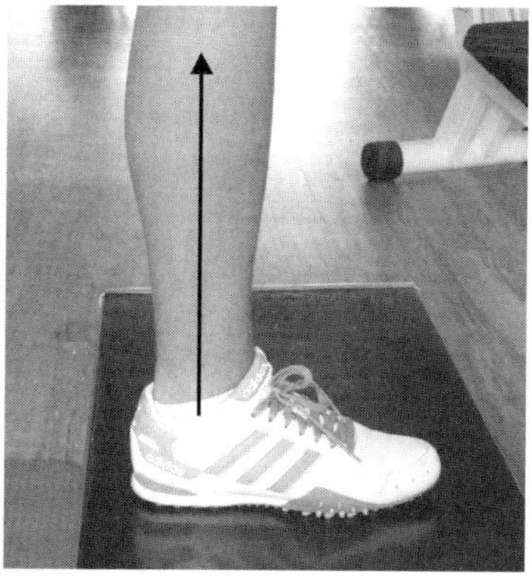

Abb. 5.13
Kompletter Fußkontakt bei gestreckten Beinen

Soll der Beinbeuger (M. biceps femoris, M. semitendinosus, M. semimembranosus) in einem Trainingsprogramm mit angesteuert werden, muss die Beckenposition beachtet werden. In der bereits erwähnten Studie von Sommer/Berschin konnte gezeigt werden, dass bei Aufrichtung des Beckens die hintere Beinmuskulatur koaktiviert wird.
Das wird dadurch erreicht, dass durch Anspannen der Gesäßmuskeln der Hüft-Oberschenkelwinkel vergrößert wird (Abb. 5.15).

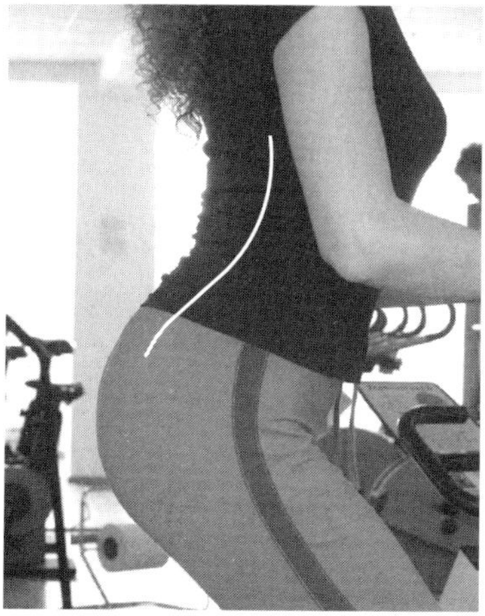

Abb. 5.14
gekipptes Becken

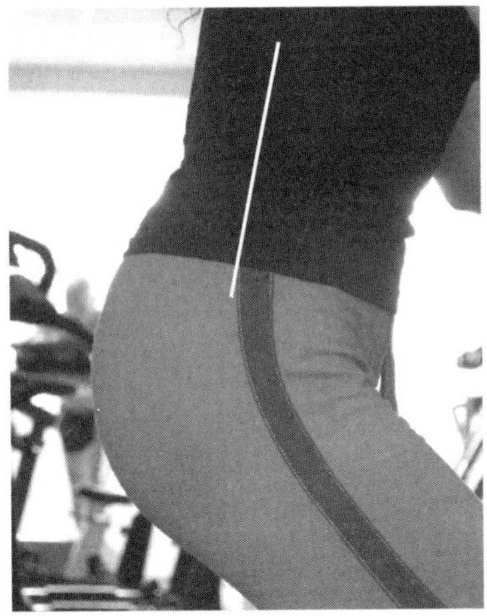

Abb. 5.15 aufgerichtetes Becken

5.7 Oberkörperposition

Die optimale Ausrichtung des Oberkörpers trägt ebenfalls maßgeblich zu einem effektiven Training bei. Selbst bei einer einfachen Massageübung kann die Positionierung ein Mehr oder Weniger an Schwingungsübertragung in den Kopf bedeuten.

In Abb. 5.16 liegt die Kundin mit dem Oberkörper flach auf dem Rücken. Dabei kommt es zu einem geringfügig höheren Vibrationsempfinden im Kopf als bei aufgestützten Armen (Abb. 5.17).

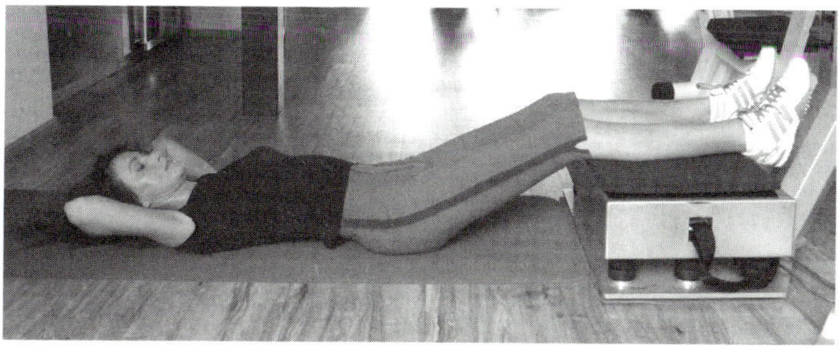

Abb. 5.16
Wadenmassage in liegender Position

VS.

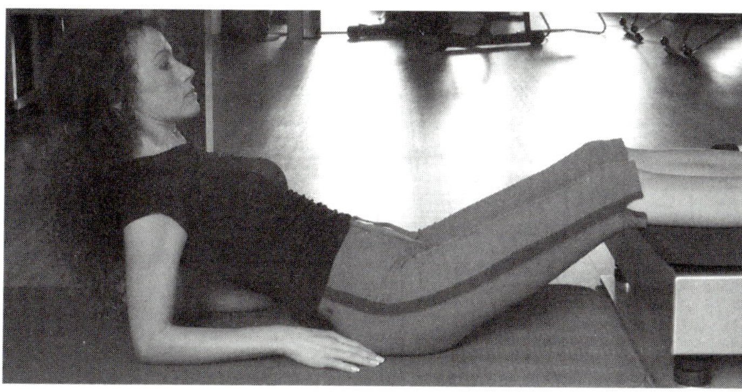

Abb. 5.17
Wadenmassage bei aufgestützten Armen

Auch die Oberkörperposition hat einen wichtigen Einfluss auf die Belastungsintensität einzelner Übungen. Da Rumpf, Arme und Kopf eine nicht unbeträchtliche Masse besitzen, üben sie auf den Körper eine Gewichtskraft aus. So nehmen Muskelspannung und damit auch Intensität bei einbeinigem Stand auf der Platte zu, wenn der Oberkörper nach vorne geneigt wird (vgl. Abb. 5.18).

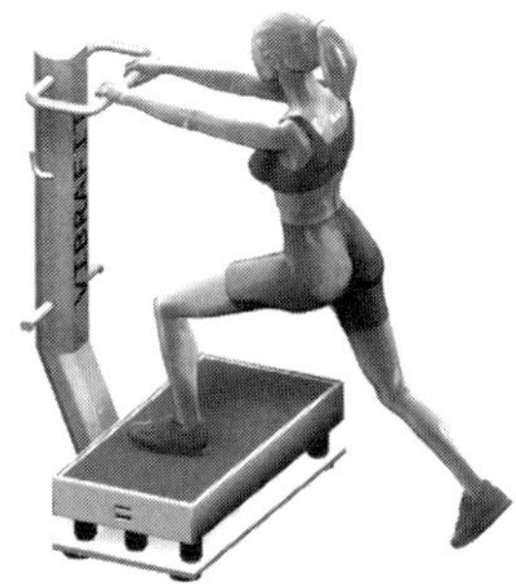

Abb. 5.18
einbeiniger Stand auf der Platte

Umgekehrt verhält es sich bei der einbeinigen Kniebeuge. Hier kann durch ein Verlagern des Oberkörpers nach hinten und ein stärkeres Beugen des Standbeins eine höhere Muskelspannung provoziert werden (vgl. Abb. 5.19 u. 5.20).

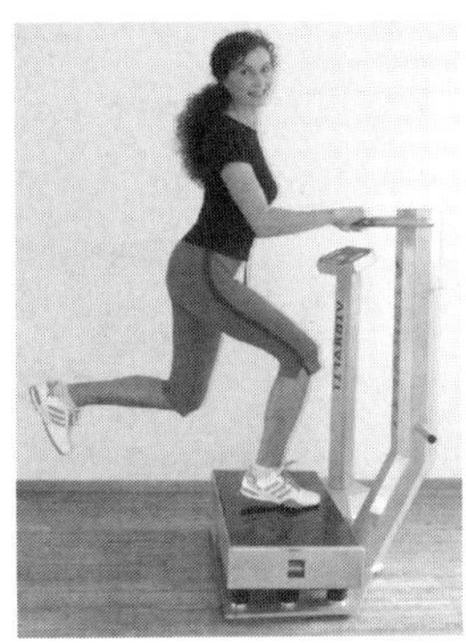

Abb. 5.19
einbeinige Kniebeuge mit leicht gebeugtem Bein

Hier hat die Beinstreckermuskulatur leichtes Spiel mit der Körpermasse. Die Übung besitzt einen mittleren Intensitätsgrad.
Anders verhält es sich, wenn das Knie stärker gebeugt wird (vgl. Abb. 5.20).

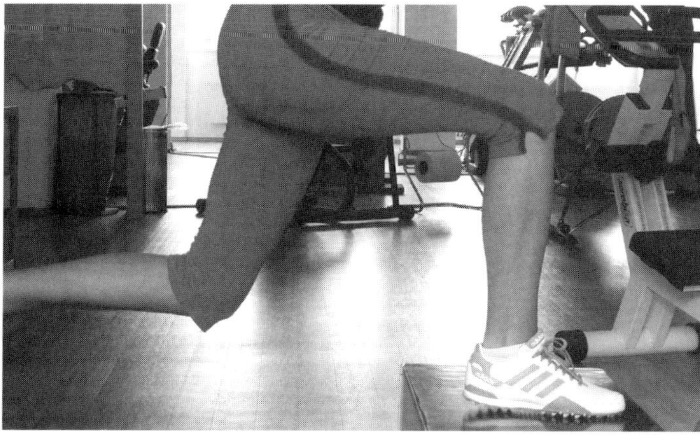

Abb. 5.20
einbeinige Kniebeuge mit stark gebeugtem Bein

Bei dieser Variante entsteht eine höhere Muskelspannung, bedingt durch das höhere Drehmoment am Knie. Hier wirkt das physikalische Gesetz:

Kraft * Kraftarm = Last * Lastarm

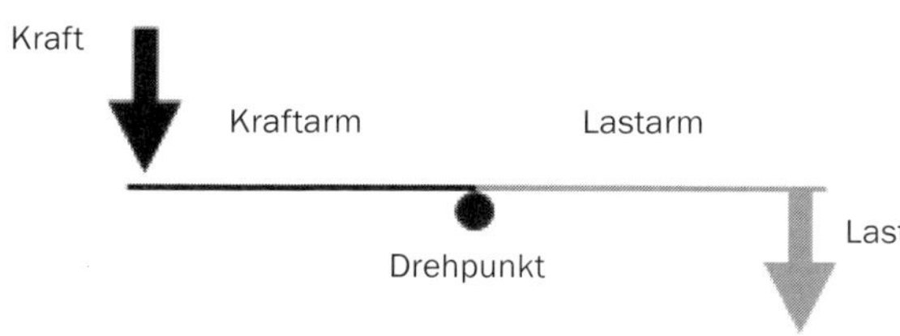

Abb. 5.21
Hebelgesetz

In diesem Fall (Abb. 5.20) ist das Gewicht des Übenden (Teilkörpermasse in Kilogramm) als Last zu verstehen.
Dabei handelt es sich nicht um das komplette Körpergewicht, da ein Teil der Gewichtskraft durch den Haltegriff aufgenommen wird und das Gewicht des Standbeins ebenfalls abzuziehen ist. Der Lastarm ist hier die Oberschenkellänge. Je weiter also das Gewicht des Oberkörpers bzw. der Körperschwerpunkt horizontal vom Knie entfernt ist, desto mehr Kraft muss

der Muskel (Oberschenkel) erzeugen, um den Gelenkwinkel (Kniegelenk) stabil zu halten. Ansonsten würde sich das Knie bis zu seiner Endposition beugen.
Diese Übung ist auf Grund des hohen Intensitätsgrades nur für Fortgeschrittene ohne Kniebeschwerden oder Vorschädigungen geeignet, da starke Belastungen auf die Kniegelenkstruktur wirken. Diese Variante ist als schwer einzustufen.

5.8 Liegestützgriffe

Bei Übungen mit Armbeteiligung ist eine gängige Belastungsform der Liegestütz. Für ihn gibt es zahlreiche Einzelvarianten mit unterschiedlichen Stützweiten und Armausrichtungen. Allen gemein ist jedoch eine relativ hohe Belastung des Handgelenks bei direktem Auflegen der Handflächen auf die Grundplatte des Vibrationsgeräts. Diese hohe Belastung kann durch die Verwendung von Stützgriffen minimiert werden. Diese ermöglichen ein Ausrichten des Handgelenks in unterschiedliche Beugewinkel. Um den entstehenden Druck optimal, das heißt flächig auf die anatomischen Strukturen zu verteilen, sollte die in Abb. 5.22 dargestellte Position eingenommen werden. Sie zeigt einen „neutralen" Gelenkwinkel, in der Medizin auch „Neutral-Null-Position" genannt. Diese Position garantiert ein Minimum an Belastungsspitzen im Handgelenkbereich. Zur Verdeutlichung ist im rechten Teil des Bildes ein Kraftvektor mit gestricheltem Pfeil eingezeichnet. Er beschreibt den Verlauf der von der Vibration erzeugten Belastung. In der dargestellten Winkelposition ist die entstehende Kompression flächig verteilt.

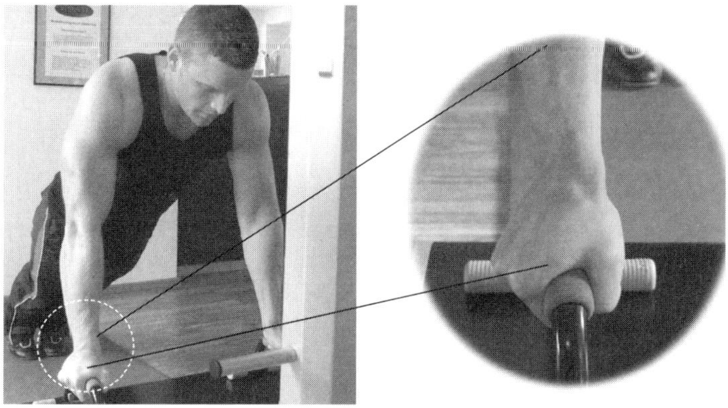

Abb. 5.22
Liegestütz mit Griff

Ungünstige Griffvarianten sind in Abb. 5.23 und Abb. 5.24 dargestellt. Variante 1 zeigt ein stark überstrecktes Handgelenk (Palmarflexion), das in dieser Position die Vibration nicht optimal weiterleiten kann. Es besteht die Gefahr von Belastungsspitzen und es kann zu einer Überlastung des Sehnen- und Kapselapparats kommen.

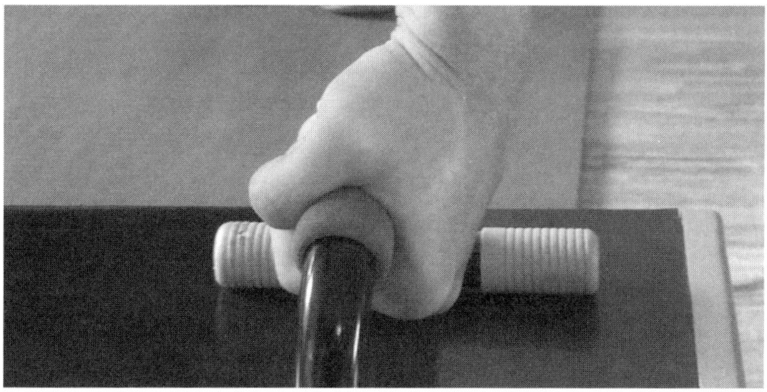

Abb. 5.23
Fehlerhafte
Griffvariante 1

Ähnliches gilt für Abb. 5.24. Hier ist ein überstrecktes Handgelenk (Dorsalflexion) dargestellt, das die Kompression von Knorpelstrukturen begünstigt.

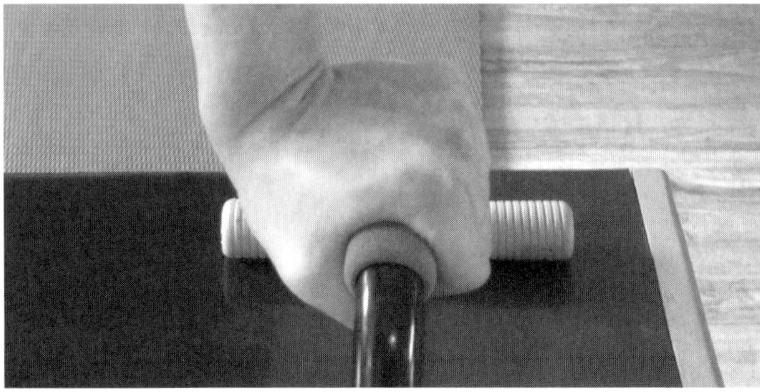

Abb. 5.24
Fehlerhafte
Griffvariante 2

Eine Griffkorrektur ist bei beiden dargestellten Varianten zwingend notwendig, um überlastungsbedingten Schädigungen vorzubeugen.

5.9 Griffbänder

Die Griffbänder dienen zur Vibrationsübertragung im Arm-, Schulter- und Nackenbereich. Dieser Vorgang wurde bereits in Kapitel 1.1.2 als Teilkörperschwingung beschrieben. Bei der Arbeit mit Griffbändern ist darauf zu achten, dass das Band in senkrechtem Verlauf zur Platte genutzt wird. Dadurch kann eine möglichst hohe Amplitude an die obere Extremität weitergegeben werden. Flache Winkel haben eine geringe Vibrationsübertragung zur Folge, da sich der Verlauf des Kraftvektors und die Zugrichtung des Bands unzureichend decken (siehe Abb. 5.25).

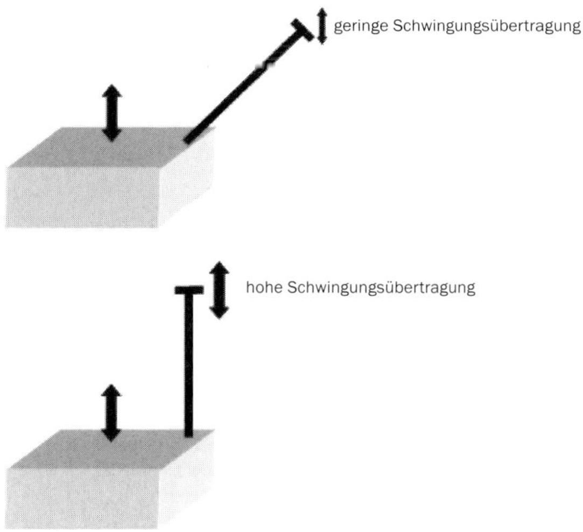

Abb. 5.25
Schwingungsübertragung in Abhängigkeit vom Griffbandwinkel

Ein festes Zugreifen ist ebenfalls ein wichtiger Faktor für einen ausreichend hohen Vibrationsstimulus. Die Vibrationsintensität kann durch die Griffstärke variiert werden. Je fester die Hand geschlossen wird, desto stärker kann die Schwingung von dem Band in den Arm übertragen werden. Wird das Band nur locker gehalten, so ist die Dämpfung der Schwingung sehr hoch und die Vibration weiter oben im Schulterbereich kaum noch spürbar (Abb. 5.26).

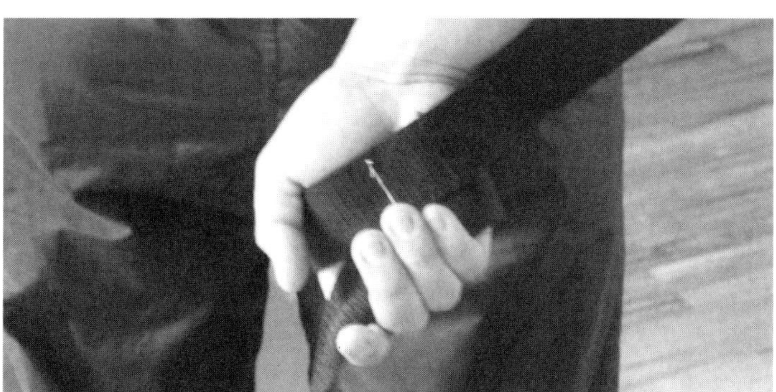

Abb. 5.26
Geöffnete Hand

Abbildung 5.27 zeigt die richtige Griffvariante für eine optimale Transmission der Schwingungen in den Schulterbereich.

Abb. 5.27
Geschlossene Hand

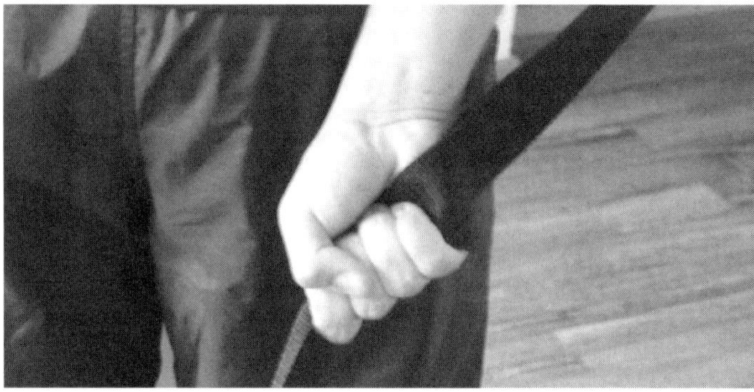

Der Trizepsmuskel kann mit dem Band ebenfalls hervorragend trainiert werden (Abb. 5.28). Diese Übungsvariation zeichnet sich durch eine geringe Schultergelenkbelastung und einen hohen Dämpfungsgrad hinsichtlich möglicher Kopfschwingungen aus.

Abb. 5.28
Trizepszug mit Band

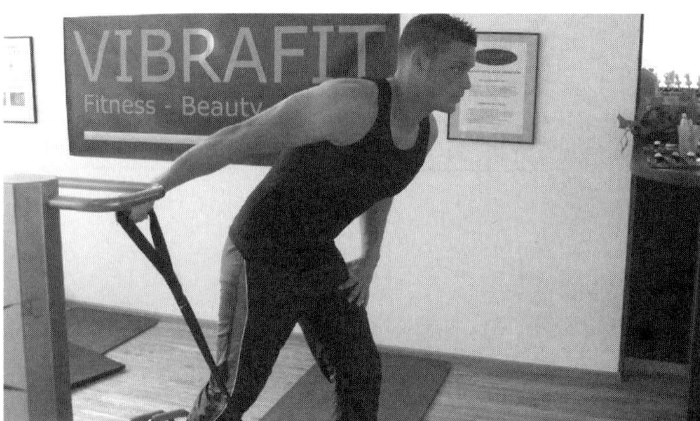

5.10 Zusatzmatte

Zusatzmatten (Mattenwürfel) oder auch ein einfacher Step (aus der Step-Aerobic bekannt) sind besonders wertvoll für Massageübungen. Idealerweise haben diese Zusatzgeräte die gleiche Höhe wie die Vibrationsplatte, wodurch ein großflächiger Bereich mit und ohne Vibrationszonen entsteht (Abb. 5.29). Da bei diesen Übungen nur die Beine auf der Vibrationsfläche aufliegen und der Gesäßbereich auf der Matte verweilt, ist ein übermäßiges Aufschwingen des Kopfes unwahrscheinlich.

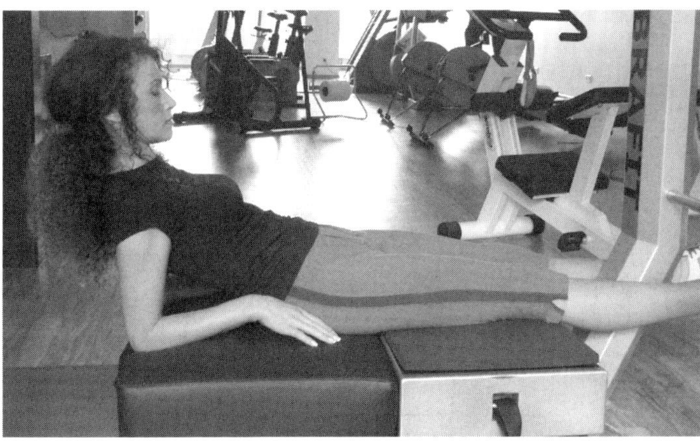

Abb. 5.29 Oberschenkelmassage mit Zusatzmatte

5.11. Vorbereitung auf das Training

Vor dem Training ist für eine ausreichende Flüssigkeits- und Kohlenhydratzufuhr zu sorgen. Die Gründe dafür liegen auf der Hand: Einerseits kommt es während des Trainings durch die rhythmische Stimulation der Muskulatur auch zu einer Aktivierung des Lymphsystems. Das heißt Gewebswasser wird über die Lymphbahnen abtransportiert, wodurch der Körper Flüssigkeit verliert. Darüber hinaus ist durch die Zufuhr von Flüssigkeit ein verbessertes Filamentgleiten bei der Muskelaktion zu erwarten. Unter dem Begriff Filamente sind die Eiweißfäden Myosin und Aktin innerhalb der Muskelzellstruktur (Sarkomer) zu verstehen, welche sich bei Kontraktion ineinander verschieben und so insgesamt die Muskelfaser verkürzen. Es ist davon auszugehen, dass dies in einem feuchten Milieu besser funktioniert.

Durch die Biomechanische Stimulation werden andererseits primär die schnellkräftigen Muskelfasern innerviert, die ihre Energie durch die schnell verstoffwechselbaren Kohlenhydrate decken. Die dafür notwendige Versorgung mit Kohlenhydraten kann z. B. mittels Apfelschorle oder anderer zuckerhaltiger Getränke erfolgen.

5.12. Standort der Vibrationsplatte

Der geeignete Standort für ein Vibrationsgerät ist eine ebene, starre Fläche. Vorzugsweise sollte das Gerät im Erdgeschoss aufgestellt werden. Ist dies nicht möglich, sollte es in der Nähe tragender Wände positioniert werden, da anson-

sten die Decke, auf der sich die Maschine befindet, in Abhängigkeit der baulichen Gegebenheiten stark aufschwingen kann. In der darunterliegenden Etage wäre dann ein relativ lautes Brummen zu hören. In einem solchen Fall kann durch spezielle Dämpfungsmatten Abhilfe geschaffen werden. Allerdings wird bei zu weichen Matten ab einer gewissen Dicke ein Großteil der Schwingungen zu stark absorbiert. Ungeeignet sind schwimmend verlegte Beläge sowie Laminat- und Holzböden.
Für einen solchen Fall existiert von der Firma Vibrafit GmbH eine einzigartige Unterkonstruktion, der silent table® (Abb. 5.30), mit dessen Hilfe keine geräuscherzeugenden Vibrationen mehr auf ein Gebäude übertragen werden können.

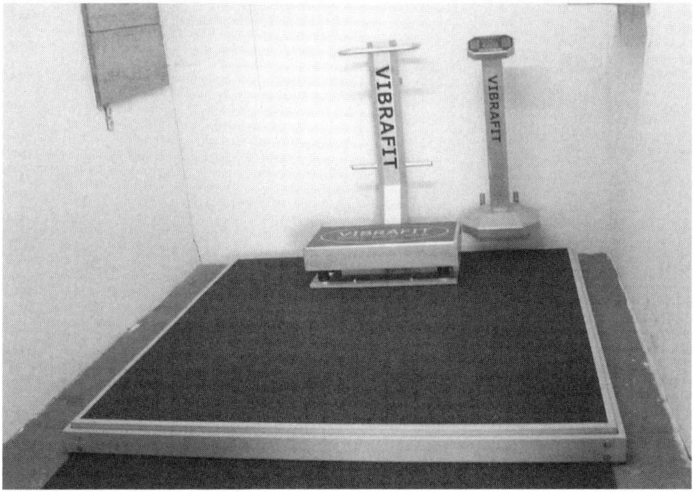

Abb. 5.30
Silent table®

Zusammenfassung

Für eine optimale Trainingssteuerung sind einige entscheidende Dinge wie Übungsauswahl, Frequenz und Dauer zu berücksichtigen. Nur so kann ein erfolgreiches und sicheres Üben mit dem Vibrationsgerät gewährleistet werden.
Gerade bei Übungsanfängern gilt es, eine Reihe wichtiger Hinweise zu beachten, um Schwingungen in unerwünschten Körperregionen zu vermeiden und somit unangenehme Erfahrungen auszuschließen. Wichtige Punkte sind neben Frequenz und Dauer vor allem die Position des Oberkörpers sowie die Gelenkwinkel.
Auch der Einsatz von Hilfsmitteln, wie Liegestützgriffen, Griffbändern und Matten, kann helfen, den Übungsablauf sinnvoll zu ergänzen.

6. Ausblick

Trotz intensiver Forschung auf dem Gebiet der Vibrationseffekte auf den menschlichen Organismus sind bisher noch viele Fragen offen geblieben. Welche Effekte können optimiert werden? Welche sind uns vielleicht noch gar nicht bekannt?
Ferner ist noch nicht hinreichend geklärt, ob es Unterschiede zwischen bipedalen Geräten (Wippen) und ihren ganzflächig schwingenden Ablegern hinsichtlich der Wirkungsweise auf die verschiedenen Systeme des Menschen gibt. Darüber hinaus gilt es, die Wirkung von Frequenz und Amplitude für die einzelnen Anwendungsmöglichkeiten noch genauer herauszuarbeiten.

Die bisher durchgeführten Studien geben jedoch Anlass zu der Vermutung, dass die Vorteile des Vibrationstrainings erkannt worden sind:
Der Kraftzuwachs ist zumindest bei Anfängern und älteren Personen dem eines konventionellen Krafttrainings ebenbürtig. Vor allem kann in Gelenkbereichen statisch schmerzfrei belastet werden, während bei einem dynamischen Üben Beschwerden auftreten.
Darüber hinaus können Schmerzzustände wirkungsvoll gelindert werden, was ich nicht nur in Studien nachlesen, sondern auch in der Arbeit mit Kunden persönlich erfahren konnte.
Besonders erfreulich ist die Wirksamkeit biomechanischer Schwingungen jedoch bei Morbus Parkinson.

Natürlich hat das reine Vibrationstraining auch seine Grenzen. So wird eine Hypertrophie (Querschnittswachstum) der Muskulatur ähnlich einem intensiven Krafttraining wohl nie gelingen. Auch können nicht alle Muskelgruppen so differenziert trainiert werden, wie es mit modernen Kraftmaschinen möglich ist.

Mein Ziel ist erreicht, wenn dieses Buch einen Beitrag zur optimalen und sicheren Nutzung des Vibrationstrainings leisten konnte und ich Sie, liebe Leserin und lieber Leser, angemessen über die verschiedenen Aspekte und Möglichkeiten dieser neuen Trainingsform informiert habe.

Für Anregungen, konstruktive Kritik und Verbesserungsvorschläge zu diesem Buch bin ich dankbar. Bitte richten Sie diese an:

info@handbuch-vibrationstraining.de

Begriffslexikon

Begriffslexikon

Die Erklärung einzelner Begriffe soll Ihnen, liebe Leserin und lieber Leser, eine Hilfestellung sein. Sie können so durch ein gezieltes Nachschlagen mehr Informationen zu einem Wort erhalten. Oder Sie nutzen das Lexikon zu einem besseren Verständnis von anderen Texten zum Thema Vibration. Die hier nachzulesenden Erläuterungen beziehen sich schwerpunktmäßig auf ihre Verwendung im Bereich des Vibrationstrainings, so dass diese nicht dem allgemeinen Verständnis entsprechen oder sogar gänzlich abweichen.

Afferent
„Afferent" ist hier eine Richtungsangabe von elektrischen Signalen, vor allem in Bezug auf Nervenimpulse. Beispielsweise beim Kniesehnenreflex laufen Signale von der Muskelspindel (Rezeptor), also aus der Peripherie, „hoch" zum Rückenmark. Man nennt sie deswegen auch afferente (aufsteigende) Signale.

Agonist und Antagonist
Um ein Gelenk unseres Körpers (z. B. Ellbogen) zu bewegen, sind mindestens zwei Muskeln nötig. Ein Muskel, welcher das Gelenk beugt und ein zweiter, der es streckt. Am Beispiel des Ellbogens ist der Beuger der M. biceps brachii und der Stecker der M. triceps brachii. Wird nun der Arm aus einer gestreckten Position gebeugt, so ist der M. biceps brachii der Agonist (aus dem Griechischen: der Tätige) und der M. triceps brachii der Antagonist (griech. Gegenhändler). Wird der Arm aus der Beugung wieder in die Streckung gebracht, so wechseln die beiden Muskeln ihre Funktion als Agonist und Antagonist. Häufig werden beide Muskeln innerhalb einer Bewegung aktiviert, was eine dosierte Steuerung derselben ermöglicht.

Amplituden
Mit dem Wort Amplitude werden die verschieden großen Auslenkungen einer Vibrationsplatte beschrieben. Wichtig ist hierbei die korrekte Verwendung des Begriffs. Die Amplitude beschreibt lediglich die maximale Auslenkung der Platte in eine Richtung, also nach oben oder nach unten. Die Gesamtauslenkung der Platte wird als *peak-to-peak*-Amplitude oder als Hub bezeichnet.

Anregungsfrequenz
In Bezug auf Vibrationsplatten ist deren Schwingungsfrequenz eine Anregungsfrequenz für die auf ihnen trainierenden Personen. Stellt ein Übender z. B. seinen Fuß auf die Plattform, so wird dieser mit der eingestellten Frequenz des Gerätes angeregt und ebenfalls in Schwingungen versetzt. Der Fuß wird so beispielsweise mit einer Frequenz von 25 Hz angeregt und schwingt mit.

Atrophie
Unter Atrophie versteht man allgemein die Rückbildung von Gewebe. Im sportlichen Bereich ist meist ein Abbau von Muskelsubstanz gemeint. Dieser tritt beispielsweise dann ein, wenn eine Struktur unzureichend (Bewegungsmangel) oder überhaupt nicht mehr (Lähmung) genutzt wird. Ein deutlicher Rückgang an Muskelmasse ist bekanntlich die Folge, wenn ein Gelenk durch Ruhigstellung (Gipsverband usw.) über einen längeren Zeitraum unbeweglich gemacht (immobilisiert) wird.

Axiale Verformung
Axiale Verformung beschreibt eine Änderung einer Struktur in einer bestimmten Richtung (der Länge nach/senkrecht zur Achse sowie spiralförmig). Beim Vibrationstraining bezieht sich die Verformung auf das Komprimieren, Ziehen und Verdrehen von Knochengewebe innerhalb eines sehr kleinen Bereichs (µstrain, siehe S. 81). Hervorgerufen wird diese Verformung durch die mittels Vibrationsplatte eingeleitete Energie sowie die Zugkraft der sich anspannenden

Muskulatur. Besonders Zugbelastungen haben sich als effektiv hinsichtlich eines Knochenaufbaus erwiesen.

Beuger und Strecker
siehe Agonist und Antagonist

Dämpfung
Im Vibrationstraining besteht das Ziel, die in den Körper eingeleiteten Schwingungen durch Gelenke (Winkeländerung), Muskulatur (Anspannung/Entspannung), Knorpelgewebe (Deformation) und Sehnen (Längenänderung) zu dämpfen.
Es wird also kinetische Energie (Bewegung) in Deformationsenergie (elastische Verformung) und thermische Energie (Wärme) umgewandelt. Besonderes Augenmerk liegt auf einer möglichst hohen bis kompletten Dämpfung der Vibrationen in Richtung Kopf. Dieser sollte im Idealfall überhaupt nicht mitvibrieren, da ansonsten mit unangenehmen (Schwindel/Übelkeit) bis hin zu gefährlichen Effekten (Netzhautablösungen) zu rechnen ist.

Detonisierung
Unter Detonisierung versteht man im Sportbereich eine Spannungsminderung der Muskulatur. Dies ist vor allem beim Beweglichkeitstraining (Stretching) von Vorteil, da ein geringerer Spannungszustand der Muskulatur größere Bewegungsweiten und Gelenkwinkel zulässt.

Efferent
„Efferent" ist ebenso wie „afferent" eine Richtungsangabe, beispielsweise in Bezug auf Nervenimpulse in unserem Körper. Efferent bedeutet in diesem Falle einen absteigenden Richtungsverlauf, z. B. von der motorischen Nervenzelle (Zentral) zur Muskulatur (Peripherie).

Elektrische Muskelstimulation

Die elektrische Muskelstimulation, kurz EMS genannt, verfügt über ein breites Anwendungsgebiet.
Dieses reicht von Durchblutungsförderung über Muskelentspannung bis hin zur Steigerung von Kraft- u- Ausdauerkomponenten (Maximalkraft, Schnellkraft, Kraftausdauer). Das Grundprinzip der Methode ist die Einleitung elektrischer Ströme in den menschlichen Körper. Genauer gesagt wird auf mindestens zwei Elektroden eine Spannung angelegt. Diese fließt über die Nervenbahnen in zwei Richtungen. Zum einen hin zu den Muskelzellen und zum anderen zurück in Richtung der Nervenzellen. Dabei werden sog. Aktionspotentiale ausgelöst, welche sich entlang der Nervenbahnen ausbreiten. Dem Muskel wird also eine Signalgebung des Nervensystems simuliert, da die elektrischen Impulse nicht wirklich von der Nervenzelle, dem Motoneuron, kommen, sondern von dem EMS-Gerät. Dies ist wohl der wichtigste Unterschied zwischen der Muskelstimulation mittels Elektrostimulation und der Vibrationsstimulation. Bei letzterer wird der Muskel über das körpereigene Reflexsystem angesteuert und zur Kontraktion gebracht.
Die Elektrostimulation findet besonders in der Physiotherapie langjährige Anwendung. Hier steht vor allem die durchblutungsfördernde, stoffwechselerhöhende und schmerzlindernde Wirkungsweise im Vordergrund.

Elektromyographie (EMG)

Unter Elektromyographie versteht man die Ableitung von Aktionspotentialen im Bereich der Muskulatur. Innerhalb eines Muskels kommt es auf Grund neuronaler Reize zu Reaktionen, welche eine Kontraktion der Muskelfasern auslösen. Hieraus resultieren Änderungen des Membranpotentials, welche über eine Ableitung und Verstärkung sichtbar gemacht werden können. Das Membranpotential der Muskelzelle beträgt in Ruhe ca. -80 mV (Millivolt). Auf Grund der Signale von motorischen Nervenzellen kommt es zur Verschiebung von geladenen Ionen. Dies sind vor allem Kalium (K+) und Natrium (Na+). Durch eine deutliche Erhöhung der Membrandurchlässigkeit für positiv geladene Natriumionen ändert sich das Membranpotential der Zelle auf einen Wert von +30 bis +40 mV. Diese Potentialänderungen sind auf einem EMG als Zacken zu erkennen.

EMG-Aktivität

Mit Hilfe der der Elektromyografie ist es möglich, die Beteiligung einzelner Muskeln an einer Bewegung nachzuweisen. Es kann gezeigt werden, wann bestimmte Strukturen kontrahieren und wann sie wieder inaktiv sind.

Dies wird ersichtlich aus der EMG-Aktivität , d. h. man sieht anhand der abgeleiteten Spannungsunterschiede, welche auf einem Monitor als Zacken dargestellt sind, das Kontraktionsverhalten der Muskulatur.

Explosivkraft

Explosivkraft ist die Fähigkeit des Nerv-Muskelsystems, einen bereits begonnenen Kraftanstieg (Startkraft) maximal weiterzuentwikkeln. Die Explosivkraft wird durch den maximalen Kraftanstieg innerhalb einer Kraft-Zeit-Kurve bestimmt, der bei maximal schneller Kontraktion gegen einen Widerstand erzeugt wird.

Filamentgleiten

Unter dem Begriff Filamentgleiten versteht man in der Sportwissenschaft eine relativ anerkannte Theorie von Huxley und Huxley, wonach sich die kleinsten Strukturen einer einzelnen Muskelfilamente (Myosin und Aktin) gegeneinander verschieben können. Bei der Muskelkontraktion schieben sich besagte Eiweißfäden ineinander, wodurch eine Verkürzung und Verdickung der Muskulatur erreicht wird. Bei einer Muskelentspannung entfernen sich die Strukturen voneinander und der Muskel erscheint schlanker.

Golgi-Sehnenorgan (Golgi tendon organ GTO)

Das Golgi-Organ ist ein Rezeptor, welcher sich im Grenzbereich zwischen Muskulatur und Sehne befindet.

Im Unterschied zur Muskelspindel liegen diese Sensoren in Serie zur Arbeitsmuskulatur. Ihre Funktion besteht vorwiegend in der Registrierung des Spannungszustands und der Kontraktionskraft sowie der Informationsweiterleitung zum Zentralnervensystem.

Hennemann´sches Prinzip

Nach dem Größenordnungsprinzip nach Hennemann kontrahieren die einzelnen Muskelfasertypen unter normalen Umständen (Ausnahme z. B. Elektrostimulation) nach einer physiologisch vorgegebenen Reihenfolge.
Zuerst aktivieren die kleineren Motoneurone die langsam zuckenden ST-Fasern. Danach werden die schnell zuckenden FT-Fasern durch ihre größeren Nervenzellen, welche eine höhere Reizschwelle besitzen, innerviert. Es werden also abhängig von der Reizstärke und dem Leistungsbedarf die unterschiedlichen Fasertypen nacheinander „aufgeschaltet".

Hub

In Bezug auf das Vibrationstraining beschreibt der Hub die Gesamtauslenkung einer Vibrationsplatte (positiv + negativ). Der Hub setzt sich also aus der maximal positiven und der maximal negativen Amplitude zusammen. Schwingt die Plattform 2 mm in die Vertikale nach oben und 2 mm nach unten, so besitzt sie einen Hub von 4 Milimeter.

Hypertrophie

Hypertrophie bezeichnet die Vergrößerung eines Organs oder eines Gewebes durch Vergrößerung der Zellen bzw. Zunahme des Zellvolumens bei gleichbleibender Zellzahl. Sie entwickelt sich beispielsweise bei erhöhter funktioneller Belastung (z. B. Vergrößerung der Muskeln durch regelmäßige Muskelarbeit) oder unter hormoneller Stimulation.

Immobilisation
Immobilisation beschreibt den Zustand der Bewegungsunfähigkeit von Gelenken, Muskeln oder Körperteilen. Dieser kann durch Gipsverbände, Gelenkschäden oder durch ein nicht mehr funktionierendes Zusammenspiel von Nerven und Muskeln (Lähmung) verursacht sein.

Innervation
Innervation bezeichnet die funktionelle Versorgung von Organen, Geweben oder Körperteilen mit Nervenfasern. Sie dient der Steuerung von Körpervorgängen durch Reizausübung und Reizwahrnehmung.

Intrafusal
innerhalb der Muskelspindel gelegen

Kollagen
Kollagen ist ein bei Menschen und Tieren vorkommendes Strukturprotein des Bindegewebes. Im menschlichen Körper ist es mit über 30 Prozent Anteil am Gesamtgewicht aller Eiweiße das meist verbreitete Eiweiß. Kollagen ist der organische Bestandteil von Knochen und Zähnen und der wesentliche Bestandteil von Knorpeln, Sehnen, Bändern und Haut. Kollagenfasern besitzen eine enorme Zugfestigkeit und sind nicht dehnbar.

Kompression von Knorpelstrukturen
Unter der Kompression von Knorpelstrukturen versteht man die Druckbelastung z. B. von kollagenen Gelenkstrukturen. In Abhängigkeit vom Gelenkwinkel und der damit einhergehenden Größe der Kontaktfläche der einzelnen Gelenkstrukturen kommt es zu unterschiedlich hohen Druckbelastungen. Gelenkpositionen mit einer geringen Kontaktfäche haben eine Druckzunahme pro Flächeneinheit (z. B. cm^2) zur Folge.

Kommt es zu Spitzenbelastungen in einem Knorpelbereich, so können dauerhafte Schäden die Folge sein, vor allem, wenn in instabilen Gelenkbereichen ohne ausreichende Muskelspannung gearbeitet wird.

Kontraindikationen

Als Kontraindikation oder auch Gegenanzeige bezeichnet man einen Umstand, der gegen eine bestimmte Maßnahme spricht, da es im ungünstigsten Fall zur Schädigung eines Systems kommen kann. In Bezug auf das Vibrationstraining sei als Beispiel für eine Kontraindikation eine akute Thrombose genannt.

Kontraktion

Als Kontraktion bezeichnet man das aktive Anspannen, die Verkürzung oder das Zusammenziehen einer kontraktilen Struktur, zum Beispiel einer Muskelzelle, eines Muskelgewebes oder eines muskulären Organs.

Maximale, positive Elongation (Auslenkung)

Beschreibt die maximale positive Amplitude vom Nullpunkt ausgehend bis zum Umkehrpunkt einer Schwingung.

Maximale Willkürkontraktion

Unter der maximalen Willkürkontraktion versteht man die höchstmögliche willentliche Anspannung eines Muskels oder einer Muskelgruppe (z. B. Beinstreckergruppe).

Maximalkraft

Die Maximalkraft bezeichnet die höchstmögliche Kontraktionsleistung, die vom Nerv-Muskel-System willkürlich gegen einen unüberwindlichen Widerstand erzeugt werden kann. Die Höhe der Maximalkraft hängt von verschiedenen Faktoren ab. Nach de Marées (S. 190) sind dies unter anderem:

der Faserquerschnitt
die Anzahl der Muskelfasern
intra-/intermuskuläre Koordination
die Muskellänge
biomechanische Faktoren wie Gelenkwinkelposition
die Motivation

Meissner-Körperchen

Die Meissner-Körperchen gehören zu den sog. schnell-adaptierenden Mechanorezeptoren.

Muskel

Der Muskel ist ein kontraktiles Organ, welches durch die Abfolge von Anspannung und Erschlaffen innere und äußere Strukturen des Organismus bewegen kann.

Muskelarten

Man unterscheidet im menschlichen Körper hinsichtlich der verschiedenen Aufgaben und Strukturen drei Muskelarten:

a) Die glatte Muskulatur:
besteht aus spindelförmigen Zellen und befindet sich in der Wand von Darm, Blase, Magen und Blutgefäßen. Ihre Zellen sind nicht willkürlich beeinflussbar, sondern werden über das vegetative Nervensystem innerviert. Sie ist verantwortlich für die Magen- und Darmtätigkeit sowie für die Regulation des arteriellen Blutdrucks.

b) Die quergestreifte Herzmuskulatur:
hat eine quergestreifte Struktur. Sie kontrahiert rhythmisch, nicht willkürlich steuerbar und langsamer als die Skelettmuskulatur. Die für die Kontraktion notwendigen elektrischen Erregungen werden von einem herzeigenen Steuersystem produziert (Sinusknoten, AV-Knoten, His'sches Bündel). Die Herzmuskulatur kann unter normalen Umständen nicht übersäuern, da sie das im Skelettmuskel anfallende Laktat verstoffwechseln kann.

c) Die Skelettmuskulatur:
ist von einer Muskelhaut umhüllt und von Nerven und Haargefäßen (Kapillaren) durchzogen. Ihre willkürlichen, raschen Kontraktionen werden vom Zentralnervensystem (Gehirn und Rückenmark) gesteuert. Ohne die Skelettmuskulatur ist jegliche Form menschlicher Fortbewegung nicht möglich.

Muskelfaser
Die einzelne Muskelfaser hat eine zylindrische, längliche Form. Ihr Durchmesser variiert zwischen 20 bis 100 µm, ihre Länge zwischen 0,1 bis 15 cm. Ein sog. Sarkolemm umhüllt die Struktur. Das Innere besteht aus kontraktilen Myofibrillen, die ca. 80% des Muskelfaservolumens ausmachen sowie dem Sarkoplasma, einer salz- und proteinhaltigen Flüssigkeit (vgl. de Marées, S. 28).
Die unterschiedlichen Muskelfasertypen verfügen über individuelle Eigenschaften. Zu differenzieren sind:

- langsam zuckende ST-Fasern (Typ I, slow twitch, geringe Leistung, hohe Ermüdungsresistenz, geringe Erregungsschwelle der Motoneurone)

- schnell zuckende FT-Fasern (Typ II, fast twitch, höhere Leistung, hohe bis geringe Ermüdungsresistenz, mittlere bis hohe Erregungschwelle)

- Typ IIa-Fasern verfügen über eine relativ hohe Ermüdungsresistenz, da sie die zur Kontraktion benötigte Energie zu einem großen Anteil oxidativ erzeugen können (geringe Laktatproduktion), sog. FTO-Faser (fast twitch oxidativ).

Typ IIb (oder nach Pette 1999 als IIx definiert), sog. FTG-Fasern (fast twitch glycolytic), erzeugen die Energie hauptsächlich über den anaeroben Stoffwechsel, wodurch Milchsäure (Laktat) anfällt.
Typ IIc-Fasern sind sog. „Intermediärfasern“. Sie liegen von der Einordnung her zwischen den Typ I- und den Typ II-Fasern.

Muskelspindel
Die Muskelspindel gehört zur Gruppe der sog. Propriozeptoren. Sie fungiert als Sensor, um die unterschiedlichen Spannungszustände innerhalb der Skelettmuskulatur zu registrieren und diese Informationen an höhere Zentren (Rückenmark/Nervensystem) weiterzuleiten. Die Spindel reagiert auf die Geschwindigkeit und das Ausmaß einer Muskeldehnung und feuert dementsprechend stark elektrische Impulse zum Rückenmark.

Muskuläre Innervation
Der Begriff umschreibt die Versorgung der Muskulatur mit Nervengewebe (Nervenzelle und Nervenbahn). Somit besteht die Möglichkeit, die Muskulatur durch Nervenimpulse zur Kontraktion zu bringen.

Osteoblasten
Osteoblasten sind knochenaufbauende Zellen. Sie sondern Kalziumphosphate und -karbonate ab. Es bildet sich eine Gitterstruktur, in der sich die Zellen quasi einmauern und so zu nicht mehr beweglichen Osteozyten werden.

Osteoklasten
Sie sind die Gegenspieler der Osteoblasten und bauen Knochensubstanz (sowohl die mineralischen als auch die kollagenen Bestandteile) ab. Dadurch können z. B. mikroskopisch kleine Schäden in der Knochenstruktur beseitigt und neu wieder aufgebaut werden.

Osteopenie
Mit dem Begriff Osteopenie wird ein Zustand verminderter Knochendichte beschrieben. Die Osteopenie ist eine Vorstufe zur Osteoporose. Die Messwerte der Knochendichte liegen bei der Osteopenie laut WHO zwischen 1,0 und 2,5 Standardabweichungen niedriger im Vergleich zu einer bestimmten alters- und geschlechtsspezifischen Norm.

Osteoporose

Als Osteoporose wird eine Krankheit bezeichnet, die durch einen übermäßigen Abbau von Knochensubstanz gekennzeichnet ist. Ein mehr oder minder starker Struktur- bzw. Architekturverlust geht einher. Der Knochen wird porös, ausgehöhlt (Verlust an Knochenbälkchen) und dadurch frakturanfälliger. Primär von der Osteoporose betroffen sind Frauen in der Menopause (nach dem letzten Menstruationszyklus), also zwischen dem 45. und 55. Lebensjahr.
Die Ursachen für diese sind vielfältig und werden teilweise kontrovers diskutiert. Einige Faktoren sind:

hormonelle Umstellung (besonders Östrogen)
Untergewicht
genetische Disposition
Kalzium- und Vitamin-D-arme Nahrung
übermäßiger Tabak- u. Alkoholkonsum
geringe körperliche Belastung

Osteozyten

Osteozyten sind Knochenzellen (ehemalige Osteoblasten), welche sich innerhalb der Knochenmatrix quasi „einmauern“. Sie haben wie die Osteoblasten eine substanz-aufbauende Funktion, die bei ihnen allerdings geringer ausfällt.

Palmarflexion

bezogen auf Abb. 5.21 Handgelenkbeugung

Patellarsehnenreflex

Der Patellarsehnenreflex ist ein Eigenreflex, der durch einen Schlag auf die Patellarsehne mittels eines Reflexhammers provoziert werden kann. Das Resultat ist, ein funktionierendes Nervensystem vorausgesetzt, eine schnelle Kontraktion der vorderen Oberschenkelmuskulatur und die damit einhergehende Streckung des Kniegelenks.

Bleibt die Reflexantwort aus, so ist von einer Schädigung des Rükkenmarks im Segmentbereich L1/L2 oder des Nervus femoralis auszugehen.

Periphere Muskulatur
Bezieht sich hier auf die Muskulatur der oberen und unteren Extremitäten (Arme und Beine). Beispiele hierfür sind der M. biceps brachii, M. triceps brachii bzw. M. vastus medialis, M. bicpes femoris.

RA-Sensoren
RA-Sensoren ("rapidly adapting") sind schnell adaptierende Mechanosensoren, welche bevorzugt auf berührungsbedingte Reize ansprechen. Zu dieser Gruppe gehören die Meissner-Körperchen, die Haarfollikelsensoren und die Krause-Endkolben.

Reflexinduzierte Muskelkontraktion
Anspannung von Muskelfasern oder Muskelsystemen auf Grund reflektorisch ausgelöster Aktionspotentiale, z. B. durch vorherige rasche Dehnung der Muskelstruktur (vgl. Patellasehnenreflex).
Der für die Muskelanspannung verantwortliche Reiz wurde durch eine reflexauslösende Situation hervorgerufen.

Rekrutierungsreihenfolge
Nach dem Hennemann´schen Prinzip besteht bei einer Muskelkontraktion eine Rekrutierungsreihenfolge. Zuerst werden die langsam zuckenden Muskelfasern innerviert, danach die schnellzuckenden in Abhängigkeit zur Größe der Motoneurone (Größenordnungsprinzip).

Rekurrent
Bedeutet im Zusammenhang mit der elektrischen Stimulation der Muskulatur „rückläufig“ oder „zurücklaufend“, da sich der Reiz in beide Richtungen der Nervenbahn ausbreitet. Er läuft hin zum Muskel und zurück zur Nervenzelle.

Remodeling
Bedeutet im Zusammenhang mit dem Knochenstoffwechsel ein Umbauen und Reparieren.

Resonanzkatastrophe
Durch ein ständiges Anregen eines schwingungsfähigen Körpers in der Nähe seiner Resonanzfrequenz kommt es zu einem immer stärkeren Ansammeln an Energie. Das System schwingt immer weiter auf, d. h. die Amplitude erhöht sich immer mehr, bis die Belastungsgrenze überschritten wird und es zur Zerstörung des Ganzen kommt.

Resonanzphänomene
Auftreten von Resonanzeffekten durch das Anregen in geeigneten Frequenzbereichen.

Responder
In der Wissenschaft werden Probanden, welche auf eine Maßnahme (Medikamentengabe, Trainingsreiz usw.) reagieren, als „Responder“ bezeichnet.

Reziproke Hemmung
Um eine Gelenkbewegung optimal ausführen zu können, ist es wichtig, dass der Agonist möglichst alleine arbeitet und der Antagonist ausgeschaltet ist, um eine Verschlechterung der Bewegungsqualität auszuschließen.

Aus diesem Grund werden vom Nervensystem stimulierende Signale an den Agonisten und zeitgleich hemmende Signale an den Gegenspieler (Antagonisten) gesendet. So kann die Zielbewegung mit einem Höchstmaß an Ökonomie ausgeführt werden. Man spricht hier von einer reziproken (gegensätzlichen) Hemmung. Die reziproke Hemmung kann auch inaktiv sein, vor allem dann, wenn Gelenkpositionen stabil gehalten werden sollen (z. B. Kniegelenk beim aufrechten Stand).

Rigor

In Bezug auf die Parkinson´sche Erkrankung versteht man Rigor als die Tonuserhöhung der antagonistischen Muskulatur.
Dadurch entsteht eine Steifigkeit oder auch Muskelstarre, die ein häufiges Beschwerdebild bei einem Parkinsonpatienten darstellt.

Sättigungseffekt

Bezogen auf das Vibrationstraining spricht man von einem Sättigungseffekt, wenn das Nervensystem auf Grund immer gleich bleibender vorhersehbarer Reize nicht mehr adäquat reagiert. Dies kann unter der Verwendung stochastischer Frequenzmuster vermieden werden.

Schwebungen

Bei Vibrationsplatten, welche mit zwei Motoren betrieben werden, kann es vorkommen, dass diese sich nicht im Gleichlauf befinden. Dadurch entstehen gering unterschiedliche Frequenzen, die, wenn sie sich überlagern, eine Schwebung verursachen. Die Schwebung selbst hat eine eigene, geringere Frequenz und eine sinusförmig variierende Amplitude. Der Trainierende nimmt die Schwebung als stärker werdende und sich wieder abschwächende Vibration wahr.

Schwebungsfrequenz

Die Schwebungsfrequenz beschreibt das Auftreten einer schwebungsbedingten Änderung der Schwingungsamplitude pro Zeiteinheit [s]. Sie berechnet sich aus der halben Differenz der Frequenz der Ausgangswellen.

Schwingungen

Im Bereich der Mechanik spricht man von Schwingungen, wenn ein System durch eine Kraft aus dem Gleichgewicht gebracht wird und durch eine Rückstellkraft wieder versucht, in den Ursprungszustand zurückzukehren. Ein häufig verwendetes Beispiel ist das Fadenpendel. Wird das Pendel mit den Fingern gefasst, ausgelenkt und dann wieder losgelassen, so schwingt es in Richtung des Ruhepunktes zurück.

Erzwungene Schwingung

Bei der erzwungenen Schwingung wird das schwingungsfähige System durch eine von außen wirkende Kraft angetrieben.

Gedämpfte Schwingung

Bei der gedämpften Schwingung ändert sich auf Grund der Reibung die Schwingungsweite und wird immer kleiner, bis das System wieder ruht. Die Frequenz der Schwingung bleibt während der sich immer weiter abschwächenden Amplitude konstant.
In der Natur kommen fast ausschließlich gedämpfte Schwingungen vor, da hier ein permanenter Energieverlust durch Reibung (z. B. Luftreibung) existiert.

Schwingungsarten

In der Physik lassen sich einzelne Schwingungsarten unterscheiden:

- sinusoidal
Als sinusoidal bezeichnet man eine Schwingung, welche mit einer Sinusfunktion beschrieben werden kann.

- periodisch
Als periodisch beschreibt man eine Schwingung mit einer konstanten Frequenz, also einer festen zeitlichen Abfolge. Sinusoidal und periodisch werden in diesem Buch synonym verwendet.

- stochastisch
Bedeutet im Zusammenhang mit dem Vibrationstraining „zufällig" oder „nicht vorhersehbar".

Spindelreflex
Der Spindelreflex ist das Zusammenspiel zwischen Reizaufnahme durch die Muskelspindel und Reizbeantwortung durch das Motoneuron im Rückenmark, wodurch eine vorher gedehnte Muskulatur durch einen Nervenimpuls anspannt.

Stochastische Resonanz
Unter stochastischer Resonanz werden harmonische Schwingungen verstanden, die nach dem Zufallsprinzip mit einer anderen Frequenz („noise") überlagert werden.

Teilkörperschwingung
Unter Teilkörperschwingung versteht man die Schwingungsübertragung in ein begrenztes Areal.
Legt man bei einer Massageübung z. B. die Waden mit dem Muskelbauch auf eine Vibrationsplatte, so spricht man hier von einer Teilkörperschwingung, da bei dieser Variante die Schwingungen nicht nennenswert in andere Regionen des Körpers übertragen werden.

Tonischer Vibrationsreflex

Der tonische Vibrationsreflex (TVR) wurde erstmals von Hagbarth und Eklund 1966 untersucht. Die beiden Wissenschaftler zeigten, dass direkt über die Sehne eines Muskels übertragene Vibrationen diesen zur Kontraktion bringen konnten.

Die gemessene Kraft konnte in Relation zur verwendeten Schwingungsfrequenz gesetzt werden.

Tonisierung der Muskulatur

Spannungserhöhung der Muskulatur, z. B. durch eingeleitete Schwingungen ab einer Frequenz von ca. 30–35 Hz.

Transmissionsfaktor

Der Übertragungsfaktor (auch Transmissionsfaktor TF) ergibt sich aus dem Quotienten der Körperteilbeschleunigung und der Beschleunigung der Vibrationsplatte. Ist der Transmissionsfaktor < 1, so wird die Schwingung von den unterschiedlichen Körpergeweben gedämpft.

Ist er = 1, so wirkt der Körperteil als starre Masse ohne dämpfenden oder verstärkenden Effekt.

Bei einem Transmissionsfaktor > 1 ist davon auszugehen, dass man sich in einem Resonanzbereich der Schwingung befindet und diese nun verstärkt wird.

Tremor

Als Tremor wird eine Bewegungsstörung bezeichnet, welche sehr häufig bei Parkinsonerkrankten auftritt.

Er ist definiert als unwillkürliches, rhythmisches, periodisches Oszillieren eines Körperteils. Man unterscheidet zwischen zwei Hauptarten des Tremors, erstens dem Ruhetremor (bei entspannter Muskulatur) und zweitens dem Aktionstremor (bei muskulärer Anspannung).Der Aktionstremor kann in weitere Untergruppen differenziert werden, wie z. B. den Haltetremor, den Intentionstremor (bei zielgerichteter Bewegung), den kinetischen Tremor usw.

Vibrationsapplikation
Verwendung von Vibrationsreizen

Vibrationsfrequenz
Anzahl von vollständigen Einzelschwingungen pro Zeiteinheit. Die Frequenz ist definiert als der Kehrwert der Periodendauer T.

$$f = \frac{1}{T}$$

Die Frequenz wird mit der Einheit Hertz [Hz] als Schwingung pro Sekunde angegeben.

Vibrationstraining
Vibrationstraining wird in den verschiedensten Bereichen eingesetzt. Die trainierende Person steht, sitzt oder liegt mit dem Körper oder einem Körperteil auf einer vibrierenden Platte, die in einem Frequenzbereich von 0 Hz bis 50 Hz (teilweise auch bis zu 60 Hz) schwingt. Dadurch wird der Dehnreflex ausgelöst und es kommt zu Muskelkontraktionen. Diese reflexbedingten Muskelkontraktionen trainieren die Leistungsfähigkeit der Muskulatur, erhöhen die Durchblutung, entspannen den Muskel und können bei geeigneter Anwendung einem Knochenabbau entgegenwirken.

Weichstellung des Muskels
Wird die Muskelspindel über einen längeren Zeitraum mit einer ausreichenden Frequenz stimuliert, so erschöpft dieser Sensor und der Muskeltonus reduziert sich deutlich. Schnellkräftige Kontraktionen laufen nun deutlich schlechter ab und die Leistungsfähigkeit des Muskel-Nervensystems verringert sich erheblich.

Wellen
Werden mechanische Schwingungen in den menschlichen Körper und dessen Teilsysteme eingeleitet, so breiten sie sich in Form von Wellen aus.

Danksagung

Ich möchte all jenen danken, die mir bei der Entstehung dieses Buches mit Rat und Tat zur Seite gestanden und mich unterstützt haben.

Zuerst möchte ich Alfred Holzmüller von der Firma VIBRAFIT GmbH für die Unterstützung danken, welche ich über die gesamte Entstehungsphase des Buches jederzeit in Anspruch nehmen konnte. Danke für alle Daten, Kontakte, das Know-how und die hervorragende Zusammenarbeit.

Weiterhin möchte ich mich bei Melanie Schießl und Christian Baur von der Firma Novotec GmbH für die Bilder der Galileo-Space™ und der Galileo100™-Hantel sowie für die wertvolle Unterstützung hinsichtlich der bipedalen Schwingungstechnik und der Klärung physikalischer Fragestellungen bedanken.

Besonderer Dank gilt Herrn Prof. Dr. Dietmar Schmidtbleicher für das Interview und die kompetente Beratung hinsichtlich der stochastischen Resonanz.

Außerdem möchte ich mich bei Prof. Dr. Dr. h.c. Joachim Mester und Dr. Heinz Kleinöder von der Deutschen Sporthochschule in Köln für die Unterstützung zu den Themengebieten Sicherheit beim Vibrationstraining und Dehnung bedanken.

Weiter Dank gilt Dr. med Helmut Radspieler für die freundliche Genehmigung zum Abdruck der extreme-CT-Aufnahmen.

Für die wertvollen theoretischen und praktischen Informationen vielen Dank an Armin Böhler von der Firma ProVib GmbH.

Herzlicher Dank gilt auch Roland Schmitt von der Firma Wellness-Power GmbH, der mir von Anfang an Mut zusprach, dieses Buch zu schreiben.

Ein herzlicher Dank gilt auch Wolfgang Siebold für die Schwingungsgrafiken und die Unterstützung bei der Erstellung des Physikkapitels.

Michael Draksal, meinem Verleger, herzlichen Dank für seine Geduld und die professionelle Unterstützung durch sein Team, ohne die dieses Buch nicht zustande gekommen wäre.

Literaturverzeichnis

Bautmans, I. (2005).
The feasibility of whole body vibration in institutionalised elderly persons and its influence on muscle performance, balance and mobility: a randomised controlled trial.
BMC Geriatrics, 5, 7.

Blottner, D., Salanova, M., Püttmann, B., Schiffl, G., Felsenberg, D., Buehring, B., & Rittweger, J. (2006).
Human skeletal muscle structure and function preserved by vibration muscle exercise following 55 days of bed rest.
Europ. J. Appl. Physiol., 97, 261–271.

Bosco C., Colli R., Introini E., Cardinale M., Tsarpela O., Madella A., Tihanyi J., & Viru A. (1999).
Adaptive responses of human skeletal muscle to vibration exposure.
Clinical Physiology, 19, 183–187.

Bosco, C. (1998).
The influence of whole body vibration on jumping performance.
Biology of Sport 3 (15), 157–164.

Bosco, C. (2000).
Hormonal responses to whole-body vibration in men.
Europ. J. Appl. Physiol., 81, 449–454.

Bosco, C., Cardinale, M., & Tsarpela, O. (1999).
Influence of vibration on mechanical power and electromyogram activity in human arm flexor muscles.
Europ. J. Appl. Physiol., 79, 306–311.

Bosco, C., Colli, R., Introni, E., Cardinale, M., Tsarpela, O., Madella, A., Tihanyi, J., & Viru, A. (1999).
Adaptive responses of human skeletal muscle to vibration exposure.
J. Clin. Physiol., 19, 183–187.

Cardinale M., & Lim J. (2003).
Electromyography Activity of Vastus Lateralis Muscle During Whole-Body Vibrations of Different Frequencies. *Journal of Strength and Conditioning Research,* 17(3), 621–624.

Cardinale, M., & Bosco, C. (2003).
The use of vibration as an exercise intervention.
Exe & Sport Sci Reviews, 3-7.

de Marèes, H. (2003).
Sportphysiologie (Nachdruck der 9., vollst. überarb. und erw. Auflage). / Bearb.: Hermann Heck & Ulrich Bartmus.
Köln: Sportverlag Strauß.
ISBN 3-932908-00-3.

Delecluse C., Roelants M., & Verschueren S. (2003).
Strength increase after whole body vibration compared with resistance training.
Official Journal of the American College of Sports Medicine, 1033-1041.

Diemen, A. (2002).
Vibration Training: Mechanisms and possible mechanisms relating to structural adaptations and acute effects.

Dudley, G. A., & Harris, R.T. (1994).
Die Bedeutung der Elektrostimulation im Krafttraining.
In: *Komi, P.V. (Hrsg.), Kraft und Schnellkraft im Sport,* S. 324-332.
Köln: Dt. Ärzteverlag.

Flieger, J., Darachalios, Th., Dhaldi, L., Raptou, P., & Llyritis, G. (1998).
Mechanical Stimulation in the form of Vibration Prevents Postmenopausal Bone Loss in Ovarectomized Rats.
Calcified Tissue Int., 63, 510-514.

Gillert, O., Rullfs, W., & Boegelein, K. (1995).
Elektrotherapie (3., völlig neu bearb. Aufl.).
München: Pflaum.

Gilsanz, V. (2006).
Low-Level, High-Frequency Mechanical Signals Enhance Musculoskeletal Development of Young Women With Low BMD.
Journal of Bone and Mineral Research, 9 (21), 1464-1474.

Griffin, M. J. (1994).
Handbook of Human Vibration (2nd Edition).
London.

Haas, C. T., Turbanski, S., Schwed, M., & Schmidtbleicher, D. (2006).
The Effects of random whole-body-vibration on motor symptoms in Parkinson's disease.
Neurorehabilitation, 1, 29-36.

Handwerker, H. (2000).
Somatosensorik.
In: Schmidt/Schaible,
Neuro- und Sinnesphysiologie (4. Auflage). Springer Berlin.

Huber, G. (2006).
Vibrationstraining in der Sporttherapie.
In: *Bewegungstherapie u. Gesundheits-sport,* 22, 46-51.

Issurin, V. B., Liebermann, D. G., & Tenenbaum, G. (1994).
Effect of vibratory stimulation training on maximal force and flexibility.
Journal of Sport Sc., 12, 561-566.

Issurin, V. B., & Tenenbaum, G. (1999).
Acute and residual effects of vibratory stimulation on explosive strength in elite and amateur athletes.
Journal of Sport Sc., 17, 177-182.

Issurin, V. B., & Tenenbaum, G. (1999).
Acute and residual effects of vibratory stimulation on explosive strength in elite and amateur athletes.
Journal of Sport Sc., 17, 177-182.

Kerschan-Schindl, K., Grampp, S., Henk, C., Resch, H., Preisinger, E., Fialka-Moser, V.,& Imhof, H. (2001).
Whole-body vibration exercise leads to alterations in muscle blood volume.
Clinical Physiology, 21, 377-382.

Kleinöder, H., Ziegler, J., Bosse, C., & Mester, J.
Safety considerations in vibration training.
Institute of Training and Movement Science, German Sport University Cologne.

Klyscz, T. (2000).
Stellenwert physikalischer Therapieverfahren bei chronischer Veneninsiffizienz (CVI) und arthrogenem Stauungssyndrom.
Viavital-Verlag. Köln.

Kuhn, W. (1975).
Physik. Schwingungen und Wellen. Braunschweig:
Georg Westermann Verlag.

Künnemeyer, J., & Schmidtbleicher, D. (1997).
Die neuromuskuläre Stimulation (RNS). *Leistungssport,* 2, 39-42.

Künnemeyer, J., & Schmidtbleicher, D. (1997).
Entwicklung der Gelenkbeweglichkeit durch die rhythmische neuromuskuläre Stimulation (RNS). *Sportverletzungen Sportschäden,* 11 (3), 106–108.

Mester, J. (Projektleiter), & Kleinöder, H. (2003).
Sicherheit und Leistungsoptimierung im Vibrationstraining. Deutsche Sporthochschule Köln, Institut für Trainings- und Bewegungslehre. BISP Jahrbuch, S. 253-253.

Michel, S.
Aktive unter Strom setzen. *Leichtathletik konkret,* 27–28.

Müller, E., Löberbauer, E., & Kruk, M. (2003).
Elektrostimulation und Whole Body Vibration: Zwei erfolgreiche Krafttrainingsmethoden?. *Leistungssport,* 4, 4–10.

Nazarov, V. T. (1996).
Optimierung des Menschen. Lobenstein: Nazarov–Stimulation. Gesellschaft für Naturheilverfahren mbH.

Paul, G., & Schuba, V. (1998).
Aktiv kontra Osteoporose. Aachen: Meyer & Meyer.

Pschyrembel, W. (Hrsg.) (1994).
Klinisches Wörterbuch. Hamburg: Nikol Verlagsgesellschaft mbH.

Rittweger, J., Schiessl, H., & Felsenberg, D. (2001).
Oxygen uptake during Whole Body Vibration exercise comparison with squatting as a slow voluntary movement. *European Journal of Applied Physiology,* 86, 169–173.

Rittweger J., Beller G., & Felsenberg D. (2000).
Acute physiological effects of exhaustive whole–body vibration exercise in man. *Clinical Physiology,* 20, 134–142.

Rittweger J., Mutschelknauss M., & Felsenberg D. (2003).
Acute changes in neuromuscular excitability after exhaustive whole body vibration exercise as compared to exhaustion by squatting exercise. *Clinical Physiology and Functional* Imaging, 23 (2), 81–86.

Rittweger, J., Beller, G., Felsenberg, D. (2000).
Acute physiological effects of exhaustive whole-body vibration exercise in man.
Clin Phy 20, 2, 134-142.

Roche (1993).
Lexikon - Medizin.
München: Urban & Schwarzenberg.

Roelants (2004).
Effects of 24 Weeks of Whole Body Vibration Training on Body Composition and Muscle Strength in Untrained Females.
Int J Sports Med., 25, 1-5.

Röthig, P. (Hrsg.) (1992).
Sportwissenschaftliches Lexikon.
Schorndorf: Hofmann Verlag.

Rubin, C. (2004).
Prevention of Postmenopausal Bone Loss by a Low-Magnitude, High-Frequency Mechanical Stimuli: A Clinical Trial Assessing Compliance, Efficacy, and Safety.
J Bone Mineral Research, 3 (19), 343-351.

Rubin, C., Pope, M., Fritton, C., Magnusson, M., Hanson, & McLeod, K. (2003).
Transmissibility of 15-Hz to 35-Hz Vibrations to the Human Hip and Lumbar Spine: Determining the Physiologic Feasibility of Delivering Low-Level Anabolic Mechanical Stimuli to Skeletal Regions at Greatest Risk of Fracture Because of Osteoporosis.
Spine, 28 (23), 2621-2627.

Rüegg, J. C. (1987).
Physiologie des Menschen.
In: Schmidt/Thews. 23. Auflage.
Berlin: Springer.

Ruiter, C. J., Linden, R. M., Zijden, M. J. A., Hollander, A. P., & Haan, A. (2003).
Short-term effects of whole-body vibration on maximal voluntary isometric knee extensor force and rate of force rise.
European Journal of Applied Physiolology, 88, 472-475.

Runge M., Rehfeld G., & Reswick E. (2000).
Balance training and exercise in geriatric patients.
Journal of Musculoskeletal Interactions, 1, 54-58.

Runge, M. (2000).
Balance training and exercise in geriatric patients.
J Musculosketal Interact, 1, 54–58.

Ruprecht, E. (1967).
Physik 1. Mechanik.
München: Bayrischer Schulbuchverlag.

Schlumberger, A., Salin, D., & Schmidtbleicher, D. (2001).
Krafttraining unter Vibrationseinwirkung.
Sportverletzungen Sportschäden, 15, 1–7.

Schmidt, R. F., & Schaible, H.G. (Hrsg.). (2001).
Neuro– und Sinnesphysiologie.
Berlin: Springer.

Siegrist, M., Lammel, C., & Jeschke, D. (2006).
Krafttraining an konventionellen bzw. oszillierenden Geräten und Wirbelsäulengymnastik in der Prävention der Osteoporose bei postmenopausalen Frauen.
Dt Zeitschrift Sportmedizin, 57 (7/8), 182–188.

Silbernagl, S., & Despopoulos, A. (1991).
Taschenatlas der Physiologie.
Stuttgart: Thieme.

Spitzenpfeil, P. (2000).
Vibrationsbelastungen im alpinen Skirennlauf: Analyse –Simulation – Training.
Diss DSHS, Köln.

Tittel, K. (1994).
Beschreibende und funktionelle Anatomie des Menschen.
Jena, Stuttgart: Urban & Fischer.

Torvinen, S., Kannus, P., Sievanen, H., Järvinen, T. A. H., Pasanen, M., Kontulainen,S., Järvinen Teppo L. N., Järvinen, M., & Pekka, O. (2002).
Effect of four-month vertical whole body vibration on performance and balance.
Med Sci Sports Exerc. 2002 Sep; 34(9): 1523-28.

van den Tillaar, R. (2006).
Will whole–body vibration training help increase the range of motion of the hamstrings?
Journal of Strength and Conditioning Research, 20 (1), 192–196.

Weber, R. (1997).
Muskelstimulation durch Vibration. *Leistungssport,* 1, 53–56.

Weineck, J. (1994).
Optimales Training. Leistungsphysiologische Trainingslehre unter besonderer Berücksichtigung des Kinder- und Jugendtrainings.
Erlangen: PERIMED-spitta.

Draksal
Fachverlag

... aus unserem Programm

Der Praxisratgeber

In diesem Praxisratgeber wird die mentale Wettkampfvorbereitung systematisch erklärt und konkret angegangen. Man kann sich an die Bedingungen des Wettkampfs gewöhnen – was man dazu braucht sind überprüfte Methoden der Sportpsychologie sowie Training, Training, Training. Der vorliegende Praxisratgeber bietet die ideale Starthilfe.

Der Autor Michael Draksal ist Sportwissenschaftler und Sportpsychologe mit eigener Beratungspraxis in Leipzig. Arbeitsschwerpunkte: Trainingslehre, Sportpsychologie und Karrieremanagement.

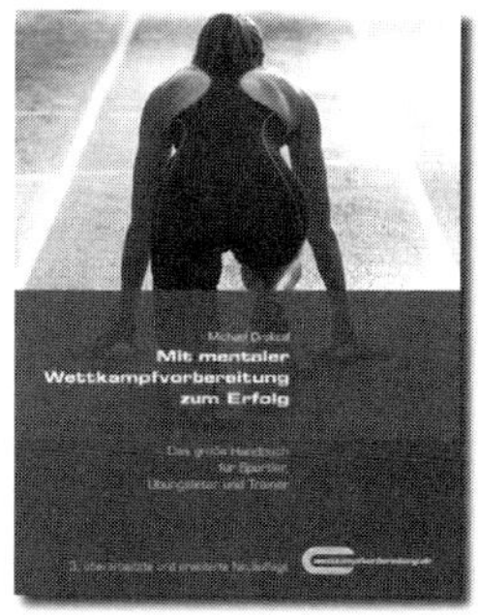

Michael Draksal

Mit mentaler Wettkampfvorbereitung zum Erfolg
Das große Handbuch für Sportler, Übungsleiter & Trainer

ISBN 978-3-932908-16-3
132 S., zahlr. Fotos u. Abb.
21 x 28 cm/Großformat DIN A4
Englisch Broschur
Draksal Fachverlag
April 2007 | Leipzig 19,90 EUR

Ab sofort im Buchhandel erhältlich!

Für jede Gelegenheit

Das richtige Zitat: Begeisterung, Entschlossenheit, Ehrgeiz, Fehler, Hoffnung, Humor, Konkurrenz, Kritik, Respekt, Team, Vorbild, Ziele, Zufriedenheit, ... Geordnet nach Kategorien und mit Register für schnelles Finden.

Der Autor Michael Draksal ist Sportwissenschaftler & Sportpsychologe mit eigener Beratungspraxis in Leipzig. Er setzt Zitate ein, um komplexe Sachverhalte im Leistungssport kurz und griffig darzustellen.

Mehr Infos:
www.wettkampfvorbereitung.de

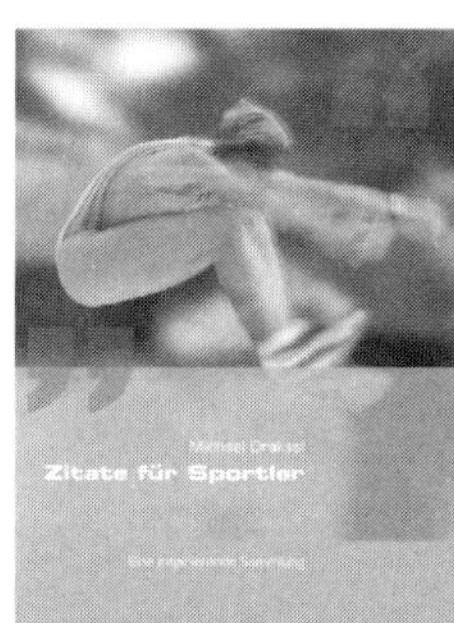

Michael Draksal

Zitate für Sportler
Eine inspirierende Sammlung

ISBN 978-3-932908-27-9
156 Seiten
12 x 18 cm, broschiert
Draksal Fachverlag
Oktober 2006 | Leipzig 14,80 EUR

Überall im Buchhandel erhältlich!